海军院校学科专业重点建设项目资助

航海常见内科疾病健康知识问答

廖专　徐茂锦　张优　主编

U0335256

上海科学技术文献出版社
Shanghai Scientific and Technological Literature Press

图书在版编目（CIP）数据

航海常见内科疾病健康知识问答 / 廖专，徐茂锦，张优主编 . —上海：上海科学技术文献出版社，2023
ISBN 978-7-5439-8720-3

Ⅰ . ① 航 … Ⅱ . ①廖…②徐…③张… Ⅲ . ①航海医学—内科—常见病—诊疗 Ⅳ . ① R83

中国版本图书馆 CIP 数据核字（2022）第 237986 号

责任编辑：李 莺 付婷婷
封面设计：邓小林

航海常见内科疾病健康知识问答
HANGHAI CHANGJIAN NEIKE JIBING JIANKANG ZHISHI WENDA
廖 专 徐茂锦 张 优 主编
出版发行：上海科学技术文献出版社
地 址：上海市长乐路 746 号
邮政编码：200040
经 销：全国新华书店
印 刷：涿州市军迪印刷有限公司
开 本：710mm×1000mm 1/16
印 张：12.75
字 数：125 000
版 次：2023 年 1 月第 1 版 2023 年 1 月第 1 次印刷
书 号：ISBN 978-7-5439-8720-3
定 价：68.00 元
http://www.sstlp.com

《航海常见内科疾病健康知识问答》编委会

主　编：廖　专　徐茂锦　张　优

编　委：丁家荣　于齐宏　于曼丽　万　伟

　　　　边晓璐　张　欢　程汉利　姜　安

　　　　徐丽丽　夏　阳　张陵艳

前　言

　　海军有五大兵种，兼具海、陆、空属性，职业环境多样，在年龄结构、工作性质、生活条件和环境状况等各方面都具有其特殊性。随着海军"近海防御，远海防卫"战略转型的不断深化，海军部队任务形式和内容均有较大调整，长远航已经逐渐成为常态化任务形式。

　　海军官兵面临高湿、高温、人员相对密集、饮食结构相对单一、长期接触噪声、涂装及辐射等有毒有害物质的工作生活环境，常见病、多发病种类都与一般人群不同。出航时医疗条件及网络使用受限，获取医学知识的途径有限，广大官兵无法通过即时网络搜索、查阅医学专业书籍等途径了解相应内容，造成对自身病情了解不够、就医不及时，严重时影响病情发展及治疗效果。

　　世界卫生组织研究发现，个人行为与生活方式因素对健康的影响占到60%，健康的生活方式可以预防很多疾病。本书针对海军官兵关注的航海相关内科疾病的常见问题，采用通俗易懂的问答形式，科普疾病病因、症状、治疗、预后、日常保健及就医要点，使海军官兵可以方便地掌握健康保健常识，增强医学及健康意识，提高自身健康管理能力，减少长远航非战斗减员，提升战斗力。

随着新时代海军发展，越来越多的女舰员走上战位，成为战斗力的新增长点。从生理到疾病，都广泛存在性别差异，妇科疾病的预防和保健需求也相应增加。出航期间，无法陪伴和照顾家人，家人的健康也是海军官兵最大的牵挂。因此，本书在聚焦航海相关内科疾病、症状的同时，还酌情增加了部分妇儿疾病相关知识及就医注意事项，希望能够切实解决海军官兵在自身及家属身体健康等方面的困扰。

感谢本书所有编者在繁忙的临床工作之余为编撰工作做出的贡献。如有疏漏或不足之处，敬请广大读者及同仁指正。

目　录

第一章　航海常见内科疾病

第一节　肺　炎

一提到肺炎，很多人首先就会想到新冠肺炎。实际上，新冠肺炎只不过是诸多肺炎中的一种。有一大类的肺炎大家可能既熟悉又陌生，那就是"社区获得性肺炎"。

一、什么是社区获得性肺炎？

社区获得性肺炎是指在医院外发生的肺炎，也包括入院后 48 小时内肺内出现的炎症病灶。与之相对应的就是医院获得性肺炎，两者在发病环境、病原学特点、病情评估及治疗方面都有所不同。社区获得性肺炎是临床最常见的感染性疾病之一，是世界范围内发病率和死亡率都较高的一种疾病，也是人们生活中普遍接触的常见病、多发病。

二、什么原因会引起社区获得性肺炎呢？

社区获得性肺炎一般继发于受凉、劳累、上呼吸道感染后。青壮年受凉、劳累、酗酒后容易出现发热、咳嗽、咳痰等症状。没有接种过肺炎（链球）球菌疫苗的老年人，尤其是合并免疫功能受损者，如有其他慢性疾病、肿瘤、长期服用免疫抑制药物等群体，是社区获得性肺炎的易感人群。肺内有结构性病变的患者，如慢性阻塞性肺病、支气管扩张、慢性左心衰竭等，也容易发生肺炎。

三、社区获得性肺炎是感染了细菌造成的吗？

社区获得性肺炎的病原体主要涉及细菌、支原体、衣原体和病毒4大类。临床最为常见的细菌病原体是肺炎链球菌，其阳性率占已知病原体的40%~60%，其次为结核分枝杆菌、流感嗜血杆菌、金黄色葡萄球菌、军团菌、克雷伯菌和卡他莫拉菌等。社区获得性肺炎的病毒病原体有甲、乙型流感病毒，1、2、3型类流感病毒，呼吸道合胞病毒和腺病毒等。其他微生物病原体有肺炎支原体、肺炎衣原体和鹦鹉热衣原体等。

四、社区获得性肺炎会发展为肺癌吗？

社区获得性肺炎与肺癌属于两种不同的呼吸系统疾病。社区获得性肺炎是可以治愈的疾病，属于良性疾病；而肺癌是支气管黏膜上皮的恶性肿瘤，属于恶性疾病。不过需要注意的是，肺癌可以阻塞气道而引发阻塞性肺炎，有时肺炎在X线上的影像会掩盖肺癌肿块，造成诊断困难。所以，当反复出现肺部感染时，需要进一步排除肺癌可能。

五、社区获得性肺炎都有哪些临床表现？

社区获得性肺炎的临床表现在不同人群、不同病原微生物感染条件下有所不同。一般年轻人症状明显，老年人症状不典型。

社区获得性肺炎主要临床表现有畏寒、发热、咳嗽、咳痰、胸痛等。在肺炎发病初期，大部分患者会出现鼻塞、流清涕、喷嚏、咽干、咽痛、咽部异物感、声音嘶哑、头痛、头昏、眼睛热胀、流泪及轻度咳嗽等前驱症状。之后出现全身毒血症样症状，如畏寒、寒战、发热、头昏、头痛、全身肌肉和关节酸痛、体乏、饮食不佳、恶心、呕吐等，重症患者还可出现神志障碍或精神症状。在不同的病原体感染和不同的患者中，会不同程度地出现咳嗽、咳痰、咯血、胸痛、呼吸困难五大呼吸系统症状。如支原体肺炎常表现为干咳，重者伴胸骨后疼痛；链球菌肺炎可咳铁锈色痰，葡萄球菌肺炎时咳脓血痰，克雷伯菌肺炎患者咳痰可呈砖红色，铜绿假单胞菌肺炎脓痰中可带淡绿色。

老年人患上肺炎可以没有明显的临床表现，咳嗽、咳痰较少，甚至常无明显呼吸道症状或仅表现为疲乏、食欲下降、低热、精神异常等。免疫缺陷患者发生肺炎时可表现为呼吸频率加快、活动后气急、呼吸困难等。

六、当出现发热、咳嗽、咳痰，怀疑社区获得性肺炎时，需要去医院做哪些检查以明确诊断？

在社区获得性肺炎的诊断中影像学检查非常重要，包括胸部 X 线及胸部 CT（电子计算机断层扫描）等，影像学检查可以证实有无肺炎存在并明确病变部位。再结合血常规等感染指标、血培养、抗体检测、分泌物培养及患者发病期间的症状体征明确诊断。

七、得了细菌性的社区获得性肺炎，应如何治疗呢？怎么判断治疗是否有效？

主要是抗感染治疗，最好是根据药敏试验在早期及时选用敏感抗生素。在明确社区获得性肺炎的诊断后，首先判断病情的危重程度，然后根据病情危重度分为一般性门诊治疗、住院治疗或 ICU（重症加强护理病房）治疗。根据病情需要给予退热等对症治疗。咳嗽激烈痰多者适当给予化痰、解除气道痉挛及止咳药物治疗。

应用抗生素 2～3 天后，如果诊断正确、用药合理，患者的症状和体征会改善，表现为体温下降、呼吸逐渐平缓、感染指标出现下降。一般可于热退或主要呼吸道症状明显改善后 3～5 日停药。但对非典型病原体感染者疗程略延长。如果患者治疗后 72 小时症状无改善，或出现恶化，要进一步排查其他原因，或考虑其他病原体。

八、平时要如何预防社区获得性肺炎呢?

预防呼吸道疾病，都可以通过改变生活方式和行为，避免相关危险因素。规律生活作息，积极锻炼，增强体质，换季时注意保暖，流感季节注意室内通风，避免熬夜、受凉、淋雨、过度疲劳。同时戒烟，多饮水，保持呼吸道黏膜湿润，流感季节少去人员聚集的场所，必要时佩戴口罩、接种流感及肺炎疫苗，都可以起到较好的预防作用。

第二节　哮　喘

一、什么是支气管哮喘？

支气管哮喘简称哮喘，以慢性气道炎症为特征，与气道反应性升高相关，通常出现广泛可变的气流受限。临床上主要表现为反复发作的喘息、气促、胸闷、咳嗽等症状，常在夜间或清晨发作或加剧。哮喘是一种具有多基因遗传倾向的疾病，患者自身的过敏体质与外界环境的相互影响，是发病的重要因素。

二、哮喘该怎么治疗？

治疗哮喘的药物可以分为控制药物和缓解药物两种。

1. 控制药物：需要每天使用并长时间维持的药物，其中包括吸入性糖皮质激素、长效 β 受体激动剂（如沙美特罗、福莫特罗）、白三烯受体拮抗剂（孟鲁斯特）及口服糖皮质激素等。不能擅自停药，这样易导致哮喘反复。

2. 缓解药物：又称急救药物，这些药物在有症状时按需使用，包括吸入短效 β 受体激动剂（如沙丁胺醇、特布他林）和抗胆碱能抑制剂（异丙托溴铵）、具有速效的长效 β_2 受体激动剂（福莫特罗）等。

除药物治疗外，哮喘患者还需加强对疾病的认识，寻找并明确自己的致敏原和促激发因素，尽量避免接触尘螨、动物毛屑、花粉、草粉或鱼虾蟹蛋类等致敏物。

三、哮喘急性发作该怎么处理？

哮喘容易在夜间发作，急性发作时有一定的危险，支气管痉挛后气道阻塞，可能会出现窒息而危及生命。哮喘患者需随身携带或在家中常备短效支气管舒张剂，如手边没有，激素和支气管舒张剂的联合药物如布地奈德福莫特罗吸入剂也可迅速缓解症状。哮喘急性发作时，远离可能的致敏原，稳定患者情绪并搀扶患者保持半卧位或坐位，将气雾剂摇匀，对准口腔按压，嘱患者头后仰、深吸气。如遇发作严重，出现晕厥并呼吸停止的患者，应立刻进行心肺复苏并拨打120急救电话。

四、哮喘是一种儿童期疾病，或许长大就好了，一定要治疗吗？

全世界估计有3.5亿哮喘患者，它可发生于任何年龄，包括儿童、青少年、成年人和老年人。支气管哮喘是儿童时期最常见的慢性呼吸道疾病，临床上经常表现为喘息、喘鸣或呼吸困难，伴或不伴咳嗽，是一种目前还不能彻底治愈的疾病。大部分儿童随着自身免疫能力的增强，通过合理的药物治疗能够较好地控制哮喘的症状和发作。但部分反复发作的儿童，这一疾病可能迁延到成年，发展为成人哮喘。因此，"儿童哮喘不用治疗"这一观念并不完全正确。

五、从来没有感觉气喘，也会得哮喘？

许多哮喘患者都是因为气喘、呼吸困难等症状到医院就诊的。但也有一些特殊类型的哮喘患者是没有喘息症状的。其中，常见的是咳嗽变异性哮喘，这种哮喘患者以慢性咳嗽为主要特征。另外一种特殊类型的哮喘是胸闷变异性哮喘，这种哮喘患者可以只有胸闷的不适症状，临床上很容易被误诊为冠心病或精神心理问题。因此，如果反复咳嗽不见好转，或者反复胸闷时，请不要轻易拒绝医生提出的做肺功能检查的建议。没有气喘不等于没有哮喘。

六、哮喘治疗要使用激素，激素类药物的副作用是不是很大？

全球哮喘防治创议（GINA）及我国哮喘防治指南都强调，吸入糖皮质激素是哮喘治疗的最基本的药物，吸入糖皮质激素联合长效支气管扩张剂是目前临床最常用的治疗手段。且大部分的哮喘患者使用的是吸入性激素，这类药物是直接吸入肺内起作用的，与口服激素相比，其副作用显著减小。经过规范治疗与病情监控，有些患者吸入激素可以逐渐减小剂量甚至停用；小部分患者可能仍然需要口服激素，但很多时候只是短时间使用。因此，没有必要闻激素色变，更不用因为害怕激素而延误哮喘的控制，若哮喘控制不佳是可能致命的。

七、哮喘是一种感染性疾病，经常打点吊针（抗生素）有帮助吗？

哮喘是一种常见的非感染性慢性气道炎症性疾病，一般情况下不需要使用抗生素治疗，只在有肺部感染的明确证据，如发热、脓痰或肺部感染的影像学证据等情况下使用。无明确治疗指征下使用抗生素，不但对病情没有帮助，还可能承受不必要的药物毒副作用，诱导细菌产生耐药性，破坏机体正常菌群的组成。

八、哮喘好了就不用长期治疗了吗？

和大家所熟知的糖尿病、高血压一样，哮喘是一种慢性病，它的本质是气道的慢性炎症，是可预防、可治疗的。哮喘的治疗目标不只是急性发作时尽快缓解，而是长期得到良好控制。如果经治疗后基本没有什么不适症状、不影响生活工作和学习、肺功能正常或者接近正常，还需继续维持巩固一段时间，一般病情控制3个月以上，可评估肺功能和气道炎症水平，并根据病情逐渐降级治疗，最后以最低剂量的控制药物维持病情稳定。如果病情长期稳定，在专科医生指导下才可以考虑停药或按需治疗。如果好转后不坚持长期管理，造成哮喘的反复发作，可逆性的气流受限转变为不可逆的功能受损，最终会影响心肺功能。

九、得了哮喘需要隔离吗？

哮喘是一种多基因遗传病，受遗传因素和环境因素双重影响，哮喘的发病既可能呈现明显的家族聚集性，也可能呈现一定的环境相关性，并非病原体入侵导致，均无传染性，也不需要隔离。

十、哮喘患者肺功能不好，能参加运动吗？

在哮喘急性发作期间，患者由于气道痉挛、呼吸不畅，是不适合运动的。还有极少部分患者是特殊的运动性哮喘，运动时会诱发哮喘发作。但这不代表着患者一直不能运动。如果哮喘处于稳定期，无论是普通哮喘还是运动性哮喘患者都是可以参加运动的。众多临床研究指出，呼吸训练、规律的有氧运动（如散步、慢跑、游泳、滑冰、武术、太极拳等）可作为哮喘的辅助治疗手段，能改善临床症状及运动能力，提高肺活量和生活质量，有效减少哮喘的发作，尤其对于中重度哮喘更为有效。

对于未充分控制的哮喘患者，在做好预防措施的前提下，可以适当进行运动：①让患者避开寒冷、干燥的环境而在温暖、湿润的环境下进行运动。②运动前做好充分的热身运动。③运动前吸入短效 β 受体激动剂或小剂量糖皮质激素。

十一、哮喘是一种过敏性疾病，吸烟和过敏无关，为什么医生建议我戒烟？

出生前后的烟草暴露会使孩子在儿童期出现哮喘的风险增加，而且母亲妊娠期吸烟会影响胎儿的肺发育。对于哮喘患者，吸烟会加重肺功能的恶化，而且会减弱吸入激素的治疗效果，使哮喘患者更容易出现频繁发作。因此，哮喘患者应该戒烟，如果自己戒烟有困难，可以寻求医生的帮助。

十二、哮喘老是发作，是不是治不好了？

哮喘是一种反复发作性疾病，在各种环境过敏原、天气变化及病毒感染等因素作用下可以出现症状突然加重，患者往往因此觉得哮喘无法控制，治疗信心大大降低。虽然哮喘不能根治，但通过规范的药物治疗和良好的自我管理，可以得到最大程度的控制，甚至长期不发作。如果哮喘患者经过规范吸入治疗半年以上，哮喘仍然控制不理想，则需要积极寻找原因，评估者是否存在并发症，如过敏性鼻炎、鼻窦炎、胃食管反流或支气管扩张，并积极治疗。在排除并发症后需要进一步区分哮喘的表型，如诊断为中重度过敏性哮喘，可以考虑使用生物靶向治疗（如奥马珠单抗）。

第三节　病毒性心肌炎

一、什么是病毒性心肌炎？

病毒性心肌炎是一种与病毒感染有关的局限性或弥漫性的急性、亚急性或慢性炎症性心肌疾病，是最常见的感染性心肌病。病毒性心肌炎的发生常是由病毒感染直接损伤心肌引起，或者是因为病毒感染后机体的免疫反应所引发。病毒性心肌炎原则上是一种自限性疾病，就像感冒一样，通常情况下可以在2～4周自愈，所以很多人并不知道自己曾患过心肌炎这一疾病。比较严重的心肌炎患者会出现心功能紊乱、心力衰竭、心律失常等症状，严重者会产生休克、猝死。

二、感冒与病毒性心肌炎有什么关系？

90% 的普通感冒都是由病毒引起的，如柯萨奇病毒、腺病毒、副流感病毒等。当这些病毒侵袭到心脏时，就可能引起病毒性心肌炎。病毒侵袭心脏后，会造成心肌细胞的损伤，从而引起一系列免疫反应，导致心肌细胞的损伤进一步加重。其次，病毒性心肌炎刚发病时的症状有发热、头痛、全身酸痛、咽痛、咳嗽等，这些症状都与普通感冒的症状极为相似，直到1~3周后才出现胸闷、心悸、胸痛等不适。

三、病毒性心肌炎有哪些表现特点？

病毒性心肌炎多发于年轻人，临床表现取决于病变的广泛程度和部位，轻者可无症状，重者可出现心力衰竭、心源性休克和猝死。患者常在发病前1~3周有上呼吸道或肠道感染史，表现为发热、全身酸痛、咽痛、倦怠、恶心、呕吐、腹泻等症状，然后出现心悸、胸闷、胸痛或心前区隐痛、头晕、呼吸困难、水肿等症状；极少数患者出现心力衰竭或心源性休克。

四、感冒后出现哪些症状要及时就医？

心肌受损一般有两大表现，一是胸闷、心悸，二是呼吸困难。患者常感觉疲倦乏力、胸痛、多汗、低热，甚至出现浮肿、发绀、气急、不能平卧等，更严重时会因心跳骤减导致急性脑缺血，引起抽搐，或心搏骤停而死亡。因此，若在感冒发病后1~3周出现全身极度乏力、胸闷、心慌、乏力、呼吸困难、晕厥等症状时，应提高警惕，停止体力活动，避免劳累，尽快到医院就诊，完善心电图、心肌酶谱等检查项目，及时采取治疗措施，防止并发症的发生。

五、心脏出现早搏就表示得了病毒性心肌炎？

单纯感冒加早搏（期前收缩）不一定就等于病毒性心肌炎，心脏期前收缩又分为良性和恶性，一般健康人在精神紧张、过度疲劳、吸烟、饮酒、喝浓茶或咖啡时均可出现期前收缩。还要看心肌酶学指标是否有异常、动态心电图是否有恶性期前收缩出现、心脏彩超及心脏 ECT（发射型计算机断层扫描仪）检查是否提示有心肌损伤等进行全面分析。

六、病毒性心肌炎患者日常要注意什么？

1. 注意休息：病毒性心肌炎一经确诊，应立即卧床休息，减轻心脏负担，若早期不重视卧床休息，可能导致心脏进行性扩大并将引发后遗症。心肌炎在急性发作期，应卧床休息 2 ~ 4 周，急性期后仍应休息 2 ~ 3 个月。严重心肌炎伴心界扩大者，应休息 6 ~ 12 个月，直到症状消失，心界恢复正常。

2. 适当锻炼：心肌炎患者在恢复期时，要根据自己的体力，进行适当的锻炼，有助于早日康复，避免遗留后遗症。心肌炎后遗症只要没有严重心律失常，可参加一般性的体育锻炼，如慢跑、跳舞、打太极拳等，持之以恒，利于康复。

3. 预防感染：病毒性心肌炎是因病毒感染引起的，因此预防呼吸道及肠道的病毒感染尤为重要。对易感冒者，要防寒保暖，注意饮食卫生。感冒流行期间应佩戴口罩，避免去人群密集的公共场所活动。

4.劳逸结合：应避免情绪波动或体力活动过度而引起的身体疲劳，身体的过度疲劳会导致机体免疫力降低。

5.饮食调节：日常饮食宜高蛋白、高热量、高维生素，多食蔬菜、水果，忌食辛辣、熏烤、煎炸食品。避免暴饮暴食、过度减肥。烟草中的尼古丁可促使冠状动脉痉挛收缩，影响心肌供血；饮酒会造成血管功能失调，故应戒烟忌酒。

第四节 高 血 压

一、什么是高血压?

高血压是以血压升高为主要临床表现的综合征。我国高血压的患病率呈升高趋势,目前平均每 3 个成年人中就有 1 人患高血压,老年人的患病率更是高达 50%,且在我国从南方到北方,高血压患病率呈递增趋势。2018 年全国高血压抽样调查显示,高血压患者知晓率、治疗率仅有 51.6% 和 45.8%,血压能够控制在 140/90 毫米汞柱以下,即血压控制达标人数仅占高血压患病人数的 16.8%。血压控制欠佳会直接引起或加重脑梗、脑出血、心肌梗死、冠心病等致死、致残疾病。

二、为什么会得高血压?

遗传因素对于是否发生高血压有着非常重要的影响作用。父母患有高血压病的人,发生高血压的机会明显增高。在高血压病患者中,约半数有家族史,所以父母患有高血压的人群更应该加强预防。随着年龄增长,血压也会逐渐升高,主要是收缩压,即平时人们所说的"高压"。所以很多人年轻的时候血压正常，年龄大了血压就会高上去。除此之外，高血压与吸烟饮酒、高钠盐饮食、肥胖、缺乏运动、情绪压抑、压力过大、生活作息不规律、高脂血症、糖尿病等因素都有关系。

三、血压多高算是高血压？

血压，指血管内的血液对于单位面积血管壁的侧压力，即压强。由于血管分动脉、毛细血管和静脉，所以，也就有动脉血压、毛细血管压和静脉血压。通常所说的血压是指动脉血压。正常情况下，血压一天有两个高峰和一个低谷，俗称"勺型曲线"，高峰一般是早上9时和下午5时，低谷是在夜间深度睡眠之后。医学界对于高血压定义为收缩压大于140毫米汞柱，舒张压大于90毫米汞柱。根据血压的升高幅度和危险因素的多少，又可将高血压进行不同的分期和分级。

四、如何才能正确测量血压呢？

人体血压会受情绪、运动、体位、劳累、天气等因素影响，所以不能只测一次血压就诊断为高血压。血压测量时，需要在相对安静、温度适当的环境里，休息5～10分钟，衣袖与手臂间不应过分约束，应避免在运动后、憋尿、吸烟、喝咖啡、受寒后测压。在不同日两次测量结果如果均高于140/90毫米汞柱，就可以明确诊断为高血压了。

五、高血压都会有症状吗？都有哪些症状呢？

有一部分高血压患者比较敏感，血压升高就会出现头晕、头痛、头胀、眩晕、耳鸣、头昏脑涨、脸红、心悸等症状；但更多的高血压患者并没有任何症状，体检时才发现自己血压升高。因此，养成定期测量血压的习惯非常重要。

六、一旦确诊高血压就需要吃药吗？

如果是新确诊的高血压，而且只是单纯高血压，没有其他糖尿病、心血管疾病等危险因素的话，血压在 160/100 毫米汞柱以内，可以暂时考虑通过控制盐摄入量，适当加强运动来观察 3 个月内是否能够把血压降到正常；在 3 个月内如果血压能够恢复正常，可以暂时不吃药，继续控制。如果在 3 个月内，血压继续升高，或已经超过 3 个月，血压仍未降到 140/90 毫米汞柱以下，那么就必须在控制饮食和运动的基础上吃降压药了。

七、如果一直测量出血压升高，但并没有不适症状，可以不吃降压药吗？

患了高血压病，没有感觉并不代表没有损害。高血压病初期，一些身体的症状如全身细小动脉痉挛不易被发现。随着病情的发展，细小动脉渐渐发生硬化，中等及大动脉出现内膜脂质沉积，形成粥样硬化斑块和血栓。这种变化多发于冠状动脉、脑动脉、肾动脉，所以说高血压没有症状，不代表没危害，它会慢慢破坏患者的心、脑、肾器官，堪称健康"隐形杀手"。特别是青壮年高血压患者，不知晓、不重视，常会拖到病情恶化、出现心肾功能损害甚至中风、心肌梗死时才就医，严重时影响健康甚至生命。

八、如果降压药吃完后血压正常了，能不能停药呢？

高血压是一种慢性疾病，绝大部分无法根治，都需要长期吃药来维持血压的平稳。从药物作用时间来说，短效降压药只能维持几个小时，需要一日三次服用；长效降压药也只能维持24小时左右，需要一日一次服用。药物被服用吸收后，发挥药效，同时会被身体慢慢代谢掉，降压效果会逐渐消失，所以必须规律服用降压药，使药物在体内达到稳定的血药浓度，才能维持血压的平稳。服药后血压平稳，也要继续吃药，因为是在药物作用下才保持平稳，一旦停药，血压又会升高。

九、长期吃降压药会对身体造成什么损害吗？

几乎所有的降压药都有一定的副作用，吃任何药我们都要把握一个原则，这个药带来的是好处多，还是坏处多。如果好处多，我们就放心选择。吃降压药能够使得我们的血压控制在正常范围，可以降低高血压对心、脑、肾各系统的伤害。而降压药的副作用只会在很小一部分人身上出现，而且大部分副作用都并不是很严重，停药后即可逆转，完全可以通过换用其他降压药来规避相关风险。因此，明确诊断高血压病的患者，都建议长期规律用药维持血压的平稳。

十、降压药有很多种，为什么很多高血压病患者的降压治疗方案都不太一样？

目前临床上使用的主流口服降压药根据不同的作用机制可以分为四大类，按照英文首字母可以归纳为 A、B、C、D 方便记忆。A 代表 ACEI 和 ARB 类药物，即血管紧张素转化酶抑制剂和血管紧张素受体抑制剂，药物名称以"普利"和"沙坦"结尾，如培哚普利和奥美沙坦；用 B 代表受体阻滞剂药物，药物名称以"洛尔"结尾，如美托洛尔；C 代表 CCB 类药物，即钙通道阻滞剂，药物名称以"地平"结尾，如氨氯地平；D 代表利尿剂，如呋塞米、氢氯噻嗪等。每一类药物中都包含数种降压效果强弱不一的药物，除了可以降压外，每一种药都还有保护肾脏、心脏等不同的优势，医生会根据对病情的综合评估进行不同的组合。

十一、吃上降压药是不是就不用测量血压了？

虽然吃着降压药，也不能听之任之、不去监测血压，因为人的血压是会波动的，受很多因素影响。即使在很长一段时间内，经过医生和自己的摸索，找到了一个非常理想的降压方案，但是仍不能保证血压一直处于理想状态。所以，初发高血压患者需要每天测量，甚至一日三次测量血压。待血压平稳后，可以不用每天测量，但也要偶尔测一下血压，尤其是天气变化、情绪波动、季节交替的时候。两臂都需测量，以较高一侧的血压为准。

十二、高血压病的治疗除了药物和血压监测外，为什么还需要改变生活方式呢？

高血压病从本质上说是一种生活方式病，是由多基因遗传与多种环境危险因素交互作用而成的一种全身性疾病。对于高血压病患者来说，长期坚持生活方式干预是高血压治疗的基石，合理使用降压药是血压达标的关键，两者缺一不可。高血压确诊后，应长期坚持生活方式干预，消除不利于心理和身体健康的行为和习惯，达到控制血压以及减少其他心血管疾病的发病危险的目的。《国家基层高血压防治管理指南》中，将对生活方式干预放在高血压治疗章节里，由此可见，生活方式干预对控制血压的重要性。生活方式干预有明确的降压效果，如：肥胖者体重减轻 10 千克收缩压可下降 5~20 毫米汞柱；限制饮酒可使血压下降 2~4 毫米汞柱。长期坚持生活方式干预，不仅能减少降压药的剂量，还能更好地促进血压达标。

十三、生活方式干预包括哪些方面？

包括限盐、减重、适量运动、戒烟酒、合理膳食、心态平和。

中国人群食盐摄入量过高是导致高血压发生的重要原因之一。我国人群盐摄入的 80% 以上来自烹调或腌制食品，因此，减少钠盐摄入首先要减少烹调用盐，少吃各种咸菜及腌制品。世界卫生组织建议每人每日食盐量不超过 6 克，是指全天摄入的总盐量不要超过 6 克，除去做菜放的盐外，还包括很多"隐形盐"，如酱油、辣酱、豆瓣酱、腐乳、腊肉、奶酪、火腿、榨菜、话梅、薯片、椒盐花生等零食均是含盐"大户"。可以在烹调时使用定量盐勺，少吃零食，同时增加含钾食物、减少食用油及各种脂肪摄入。

除了饮食调整外，运动与减重也很重要。缺乏运动可导致超重肥胖、高血压、血脂异常、血糖升高，并增加发生心血管疾病的危险，增加运动可在一定程度上降低血压水平。进行运动前应先了解自己的身体状况，根据个人状况选择适合的运动种类、运动强度、运动频率和持续时间。可采用最大心率的 65%～85% 作为运动适宜心率来选择运动强度；运动频率一般要求每周 3～5 次，每次持续 20～60 分钟。具体运动种类和时间可根据运动者身体状况以及气候和运动条件进行相应增减。

此外，长期航行、训练易导致个人精神压力大而使血压升高。保持心态平和、心情舒畅，还应注意劳逸结合；尽量保证睡眠时间及质量，避免过累、紧张、激动和忧虑，经常失眠、早醒、打鼾的人，应去呼吸科或睡眠科就诊。

十四、有没有可以根治高血压的方法？

这是所有高血压病患者最关心的问题，谁也不想一辈子吃药。但是直到目前为止，无论是中医还是西医，均没有特别有效的根治办法。对于绝大多数原发性高血压只能做到规律用药、维持血压平衡。对于难治性高血压可以采用射频消融的办法，但这种手术有一定的适应证，而且不是手术后就不用吃药，而是大部分减少吃药，血压即可达标。千万不要相信非正规途径的广告，所谓的秘方、保健食品，都无法起到根治高血压的效果。

第五节 急性胃肠炎

一、什么是急性胃肠炎?

急性胃肠炎是胃肠黏膜的急性炎症,通常由微生物感染引起,主要症状包括呕吐、腹痛、腹泻等,严重时可出现发热、脱水、电解质紊乱、休克。

二、得了急性胃肠炎应该怎么办?

急性胃肠炎往往发病较急,症状较多。大多数胃肠炎患者只需要遵循医嘱,对症治疗,在胃肠炎期间注意补水,清淡饮食,少食多餐,即可逐渐好转。如出现腹痛呕吐腹泻持续不缓解、便血或流脓、发烧超过 38.5℃ 或有脱水迹象(口干舌燥、皮肤干燥、排尿次数减少或尿液颜色加深)等情况应及时就医。孕妇、免疫功能不全、肾功能不全的患者等特殊人群,一旦出现急性肠胃炎,就应该马上去医院就诊。

对于轻中度脱水患者,可口服补液盐,按说明书加温开水冲服即可。当呕吐明显、无法口服补液时,应考虑静脉补液或鼻饲补液盐。绝大多数儿童患者和成人轻、中度腹泻患者不需要抗感染治疗，尤其是病毒导致的急性胃肠炎，应用抗生素反而会延长病情。明确细菌感染才考虑经验性使用抗菌药物，首选喹诺酮类药物如左氧氟沙星、环丙沙星等。腹泻明显的患者，还可服用肠黏膜保护剂（蒙脱石散）、肠道益生菌（布拉氏酵母菌散、双歧杆菌三联活菌胶囊等）、中医药治疗（盐酸小檗碱，即黄连素等）。

三、急性胃肠炎就诊，医生开了头孢克洛、蒙脱石散、双歧杆菌三联活菌胶囊，吃药顺序有讲究吗？

可先服用头孢克洛，待 2 小时后服用蒙脱石散，隔 2 个小时进食，饭后半小时温水服用双歧杆菌三联活菌胶囊。因为蒙脱石散对消化道黏膜具有很强的覆盖保护作用，修复、提高黏膜屏障的防御作用，但会抑制肠道对其他药物的吸收，所以建议单独空腹服用。双歧杆菌三联活菌胶囊可增加肠道内的益生菌数量，改善肠道菌群失调，需要与具有广谱抗菌作用的抗生素头孢克洛间隔开服用。

四、急性胃肠炎时应如何饮水、进食？

急性胃肠炎病情较重时，患者排便次数多，常伴呕吐，严重者会出现脱水和电解质紊乱。尤其是自觉口干、尿少、皮肤凹陷等情况下，说明有一定程度的脱水，一定要及时补充水分及电解质，可口服补液盐，少量多次饮用。如果腹泻的同时伴有呕吐，无法进食，需要去医院进行静脉补液。

呕吐停止后可选用清流质软食，注意少量多餐，以每日6～7餐为宜。开始可进食少量米汤、藕粉等。待症状缓解，排便次数减少，可改为全流质，如增加鸡蛋羹、咸蛋黄米糊等食物。尽量少吃生冷的水果和产气及含脂肪多的食物，如牛奶及奶制品、过甜食物以及肉类等。

五、手头没有口服补液盐，怎么办？

没有口服补液盐，可以用自制的简单的淡糖盐水替代，配制方法：白开水500毫升 + 糖10克（约2小勺）+ 盐1.75克（约半啤酒瓶盖）。

六、轻中度脱水时为什么优选口服补液盐，而不是喝白开水呢？

腹泻的时候，肠道黏膜被破坏，大量水分从肠道丢失，人体中的液体大量减少。没有及时补充水分的话，会出现脱水，造成新陈代谢障碍，甚至有生命危险。水分丢失的同时，体内的电解质也会通过水样泻或者呕吐、出汗而流失，造成低钠血症等电解质紊乱，严重时可出现惊厥、昏迷、心律失常等严重后果。进食减少还有发生低血糖的风险。如果仅仅喝白开水只能起到补充水分的作用，而电解质紊乱和低血糖并没有相应的改善，不利于病情尽快好转。

七、拉肚子可以喝运动饮料吗？

运动饮料的功能是补充运动后的生理消耗、消除疲劳，含有糖分较高，而高浓度的糖会吸收血液中的水分，加重脱水的症状。所以，不推荐腹泻时喝运动饮料。

八、只是急性胃肠炎导致的恶心、呕吐、拉肚子，为什么会造成肾功能下降？

大部分急性胃肠炎通过补液、控制饮食和服用药物，3～5天即可恢复。但少数急性胃肠炎患者，严重的呕吐、腹泻会引起身体体液大量流失，导致严重脱水，电解质失衡，机体的内环境遭到破坏，全身有效血容量急剧减少，肾脏的循环血量降低，使肾小球滤过率突然或持续下降，引起氮质废物体内潴留，加重水、电解质和酸碱平衡紊乱，引发急性肾功能损伤。对于慢性肾脏病患者，发生腹泻后更容易出现急性肾衰竭、低血容量性休克和感染性休克。

九、肚子疼、呕吐、拉肚子几个小时后，疼的位置变了，需要去医院吗？

急性阑尾炎早期主要表现为上腹部疼痛，而且还会出现恶心、呕吐等胃肠道症状，容易与急性肠胃炎混淆。但是急性阑尾炎的典型特征是转移性右下腹疼痛，约六小时至半天，疼痛部位会转移并固定在右下腹部。因此，出现病情变化时，需及时就诊，以免耽误病情。

十、如何预防急性胃肠炎的发作？

1. 注意饮食卫生。

（1）购买冷藏、冷冻食品时应注意生产日期；

（2）注意将冰箱内的食品生熟分开放置；

（3）剩饭剩菜要重新烧熟烧透了再吃；

（4）饭前便后要洗手；

（5）生吃水果、蔬菜时，一定要冲洗干净；

（6）做凉拌菜时注意菜刀、砧板的卫生；

（7）水烧开后再喝，如果喝桶装水，要选择卫生合格的桶装水；

（8）尽量避免在流动摊贩、卫生条件差的饭馆吃饭。

2. 注意饮食节制。

（1）每餐不要吃得过饱；

（2）少吃油腻辛辣的食物，少喝冷饮；

（3）适当多选择清淡的食物。

第六节　消化性溃疡

消化性溃疡是指胃肠道黏膜被自身消化而形成的溃疡，以胃、十二指肠最为常见。其中十二指肠溃疡多见于年轻人，而胃溃疡则多见于中老年人。消化性溃疡的主要机制是胃酸、胃蛋白酶的侵袭作用与黏膜的防御能力失衡，导致胃酸破坏黏膜结构。

一、消化性溃疡的病因有哪些?

1. 胃排空障碍：十二指肠-胃反流或胃排空延迟等原因，可导致过多的胃酸持续刺激黏膜。

2. 幽门螺杆菌（Hp）：幽门螺杆菌感染是消化性溃疡的主要病因。我国80%~90%的消化性溃疡患者有幽门螺杆菌感染。

3. 药物：其中非甾体消炎药物（如阿司匹林）是导致胃黏膜损伤的最常见药物。

4. 其他：吸烟、长期精神紧张、进食不规律等都是消化性溃疡的常见诱因。

哪些人易患消化性溃疡?

(1)有幽门螺杆菌感染者;

(2)有消化性溃疡家族史者;

(3)长期吸烟、暴饮暴食以及不规律进食者;

(4)精神压力大、焦虑抑郁者;

(5)某些慢性病患者,如肝硬化、慢性阻塞性肺病、类风湿性关节炎、尿毒症、原发性甲状旁腺功能亢进症、胃泌素瘤等患者易发生溃疡;

(6)长期大量服用非甾体消炎药、肾上腺皮质激素、降压药物利血平者。

以上人群易发生消化性溃疡,男性的发病率高于女性,年轻者多于年老者。

二、只要感染幽门螺杆菌就会导致消化性溃疡吗?

幽门螺杆菌感染是一个世界性的问题,主要是人与人之间经过口-粪或口-口途径传播。幽门螺杆菌的感染率随年龄的增高而增加。我国属感染率较高的国家,自然人群的感染率为40%~60%,在慢性胃炎患者中的检出率为60%~70%,在胃溃疡患者中为70%~80%,在十二指肠溃疡患者的胃窦部为80%~100%。不过幽门螺杆菌感染者中仅15%发生消化性溃疡,且消化性溃疡的发病存在家族聚集现象,说明除了细菌感染外,遗传易感性及生活饮食习惯也发挥了一定的作用。

三、消化性溃疡的发病与季节有关吗？

有些消化性溃疡患者的发病具有一定的季节性，无论初发或复发，常在秋末或春初气温多变时发病，而夏季发病率较低，这种季节差异的具体原因不清楚。

四、烟酒茶对消化性溃疡者有哪些影响？

吸烟者比不吸烟者更容易发生消化性溃疡。饮酒对胃黏膜有明显的损害作用，会造成胃炎和促使溃疡形成，对溃疡活动期的患者和有溃疡史的患者危害性更大，往往可使溃疡加重、出血或复发。

咖啡、浓茶等饮料均能明显地刺激胃酸分泌，流行病学未能证实咖啡、浓茶等饮料与消化性溃疡的发生相关，但是长期饮用可能会增加发生消化性溃疡的危险性。

五、哪些药物会引起消化性溃疡？

有些药物会引起胃、十二指肠溃疡，长期大量服用非甾体消炎药如阿司匹林、消炎痛（吲哚美辛）、保泰松、布洛芬等患者中，有10%~25%的人发生消化性溃疡；长期使用激素类药物如肾上腺皮质激素可诱发消化性溃疡，或可使既往有溃疡病史的患者病情加重；利血平等药具有组胺样作用，可增加胃酸分泌，故有潜在的致溃疡作用。

六、消化性溃疡会癌变吗?

胃溃疡癌变至今仍是个有争议的问题。一般来说,胃溃疡癌变的发生率仅 2%~5%,但十二指肠球部溃疡一般不引起癌变。反复发作的胃溃疡目前已被许多专家认为是一种癌前病变。发生胃溃疡癌变的患者多有长期慢性胃溃疡病史,溃疡边缘上皮细胞反复破坏与黏膜修复再生、化生、不典型增生,随着时间的延长,增加了癌变的可能性。

七、怎样区别胃溃疡和十二指肠溃疡?

1.发生部位不同:胃溃疡顾名思义是发生在胃的慢性溃疡,包括胃窦、胃角、胃体、胃底;十二指肠溃疡是发生在十二指肠的慢性溃疡,包括球部、降部。

2.临床表现不同:胃溃疡主要表现为餐后痛;十二指肠溃疡相反,以饥饿痛为主,进餐后疼痛可缓解。

3.预后不同:少数胃溃疡可发生癌变;而十二指肠溃疡一般不会癌变。

八、消化性溃疡能彻底治愈吗?

通过规范治疗,根除 Hp;使用抑酸剂、黏膜保护剂,抑制胆汁反流等;改善生活习惯,坚持完成疗程,绝大多数都能痊愈。需要注意的是,即使通过治疗症状完全消除后,也要胃镜复查以确认完全愈合与恢复功能。

第七节 泌尿系统结石

一、什么是泌尿系统结石？

泌尿系统结石包括肾结石、输尿管结石、膀胱结石和尿道结石。我国是泌尿系结石高发地区之一，发病率南方高于北方，男性多于女性。较小的结石多无不适症状，较大的肾结石可反复刺激肾组织引起血尿、感染，从而产生腰部酸胀的感觉。如果肾结石下降堵塞肾盂或输尿管，则会引起腰背部阵发性剧烈绞痛、恶心呕吐、肉眼血尿等典型肾绞痛表现。如果合并尿路感染，则会引起寒战高热，甚至感染性休克。此外，结石堵塞引起的长期肾积水和反复炎性刺激，还会导致肾功能逐渐下降甚至尿毒症。

二、哪类人容易得泌尿系统结石？

从大量流行病学调查中发现，男性、不爱喝白开水、偏食、南方地区、某些特定职业（如农民、户外工作的人员、海军官兵、司机、教师等），都是易患泌尿系统结石的高危人群。

从结晶、结石的发病机制可以看出，多种因素都会引起泌尿系统结石的产生。如性别因素：雄激素会增加草酸形成，而雌激素增加枸橼酸排泄，抑制结晶形成。饮食习惯也会影响结石的生成，其中最常见的因素是饮水量过少，尿液浓缩，钙、草酸、尿酸等成石成分过饱和，尿中的晶体更容易析出、沉积，导致结石产生。除此之外，高蛋白、高脂、高糖、高嘌呤、高草酸饮食会导致成石成分的产生过多，长期过量咖啡、浓茶的摄入会增加尿钙的排泄，憋尿也会导致尿液浓缩，这些不健康的生活或饮食习惯都会促进结晶、结石的生成。

生活环境对人的影响也不能忽视。南方地区气候炎热，出汗多，水分经皮肤蒸发，尿液相对浓缩。农民、户外工作的人员、海军官兵、司机、教师等都是结石高危职业。海军航行期间，训练工作强度大，海面高温高湿，同样容易大量出汗，如果水分得不到及时的补充，长期尿液浓缩，再加上饮食结构中肉类占比较多，新鲜蔬菜水果不易储存、供应较少，容易造成高蛋白、高嘌呤饮食，这些都会加速结晶、结石的产生。农民、工人工作强度大，出汗多；司机、教师长期憋尿，饮水量少，爱喝浓茶、咖啡提神，也会出现尿液浓缩、成石成分生成过多的情况。

除此之外，代谢的异常，如甲状旁腺功能亢进会引起血钙升高，尿钙排出增加，产生结石；痛风、高尿酸血症的患者，尿酸排出增多，也更容易形成结石。反复的尿路感染，会产生磷酸铵镁和碳酸磷灰石等成石物质，形成感染性结石，是女性泌尿系统结石的常见病因。一些药物也有可能影响结石的生成，如糖皮质激素易造成骨质疏松，骨钙从尿中流失，尿钙浓度增加，结石风险增加。没有骨质疏松的情况下，过量摄入钙剂，也会造成尿钙浓度增加，导致结石的发生。

三、得了泌尿系统结石会有哪些临床表现呢？

因为肾结晶的体积非常小，并不会有任何不适的感觉，医生做体格检查时也不会有异常的体征。对于结石患者，当结石体积较小或未引起尿路梗阻时，也没有不适的感觉。但当结石的体积逐渐增大，或结石随着尿流逐渐、缓慢下降的过程中，造成尿路的慢性梗阻，引起轻度的肾积水时，通常表现为腰部的酸胀和钝痛。当结石移动、下降较快或突发嵌顿，造成尿路的急性梗阻时，肾内压力突然增高，会出现剧烈的肾绞痛，表现为突发的肋脊角和腰部的刀割样疼痛，通常会伴有累及同侧下腹部、腹股沟、大腿内侧的放射痛。肋脊角为第12肋骨与脊柱构成的夹角，是肾脏和输尿管上端所在的区域，为肾绞痛好发部位。肾绞痛的发病往往没有任何先兆，疼痛程度甚至可以超过分娩、骨折等。很多患者对于肾绞痛的这种发作是印象深刻、心有余悸的，疼痛发作可持续数分钟或数小时，剧烈时患者常坐卧不安，常伴有排尿困难、尿量减少、面色苍白，大汗淋漓、恶心、呕吐、低热等，甚至脉搏细速、血压下降。当结石通过尿路狭窄处，梗阻解除，腰痛可突然缓解，毫无症状。

除了腰痛，血尿也是结石常见的症状。因为结石引起泌尿系统黏膜的损伤，造成黏膜表面毛细血管破裂，血管中的红细胞就会进入尿液，可能只表现为镜下血尿，仅在体检化验尿常规时能够发现，也可能伴随肾绞痛出现鲜红的肉眼血尿。单侧的剧烈腰痛或下腹痛伴发血尿是结石的特征性表现。

肾绞痛时还可能伴有低热，当结石造成尿路梗阻引起继发感染时，还会出现腰痛伴高热、寒战。双侧上尿路结石或者孤立肾的上尿路结石，引起严重或完全性梗阻时，可导致少尿，甚至无尿。膀胱结石的患者会有排尿困难和排尿中断，改变排尿姿势后，才可继续排尿。随着结石造成的尿路系统梗阻、肾积水的发生、发展，可引起肾脏实质的损伤，最终导致急性及慢性肾功能减退。

四、得了泌尿系统结石怎么办？

当体检发现肾结晶时，可以通过增加饮水量，将结晶排干净。也可以在大量饮水的基础上，配合复方金钱草颗粒、肾石通颗粒等药物促进结晶排出。

对于结石患者，增加饮水量同样重要。多喝水后，尿量明显增加，每次排尿，都是对结石和尿道的冲刷，不但可以缩短游离晶体的滞留，促进较小结石排出，还可以降低成石物质的尿饱和度，减少并发尿路感染的机会。一般直径小于6毫米的结石中，大约有一半可以在排尿过程中自行排出。因此，非急性期较小的结石，和结晶一样，可以先在大量饮水的基础上配合药物排石、溶石和解痉止痛、抗感染治疗，还可以结合跳绳运动，利用重力作用促进排石。位于下盏的结石，可以选用臀部抬高和半倒立等体位，结合轻叩腰背部，促进排石。较大的结石，更易引起顽固性肾绞痛、复发性尿路感染、持续性尿路梗阻等，需要考虑进行外科治疗进行碎石或取石。

五、泌尿系统结石小的时候也没什么感觉，等感到疼了再碎掉可以吗？

随着医疗技术的发展，泌尿系统结石的碎石治疗发展迅速，包括体外冲击波碎石术、输尿管镜碎石取石术、经皮肾镜碎石取石术、膀胱镜下碎石取石术和开放式手术治疗，分别适用于不同病情的患者。碎石技术越来越微创化，具有恢复快、疗效好的优点，但外科治疗仍有一定的侵入性和风险，碎石过程中冲击波及激光的热量、能量，碎石后出现石街造成梗阻，碎石排出过程中的划伤都会对肾脏和输尿管等组织产生一定的损伤和疤痕，可能出现血尿、输尿管穿孔、黏膜撕脱、输尿管狭窄、术后感染等手术并发症。反复结石梗阻、合并感染、多次碎石取石手术史，会使肾脏在反复损伤和愈合的过程中形成纤维化，造成有效肾单位缺失，发展为慢性肾功能不全乃至肾衰竭。因此，尽早发现、及时治疗，避免进展到后期影响肾功能尤为重要。

六、泌尿系统结石容易复发吗？

泌尿系统结石在治疗后，形成结石的因素如果并未得到解决，也不注意预防措施的话，结石很有可能复发。各种流行病学调查提示，泌尿系统结石的复发率非常高，10年复发率可以达到50%，也就是说，一半左右的结石患者10年内都会再次复发。因此，改变生活方式，预防肾结晶、结石的产生尤为重要。

七、如何预防泌尿系统结石复发？

对所有种类的结晶、结石患者而言，多饮水都是最简便有效的防石方法，我们称之为水化治疗。保持每天的尿量在2 000～3 000毫升，可以有效稀释尿液，达到预防效果。夏季大量出汗的时候更要注意及时补充水分。而且要尽量均匀地喝水，尤其是餐后3小时是排泄的高峰，更要保持足够的尿量。其中白开水最佳，少喝咖啡、浓茶及含糖饮料，这些都会促进尿钙的排泄，增加尿钙浓度。

日常饮食宜荤素搭配，多吃新鲜蔬菜，戒烟戒酒，避免过量肉类摄入，避免含糖饮料和甜点摄入，少吃动物内脏、海鲜、荤汤、火锅、煎炸食物、豆芽、香菇等高嘌呤食物，少吃菠菜、苋菜、空心菜、韭菜、秋葵、欧芹、竹笋、茭白、蘑菇、巧克力等高草酸食物。大白菜、冬瓜、黄瓜、南瓜、萝卜、洋葱、木耳的草酸、嘌呤含量都低，可以适当多吃。如果自己在家做饭，可以在烹调前用沸水焯 1~2 分钟，这样能够去除掉 50%~80% 的草酸。

作为常见的成石物质，草酸、尿酸在结石形成过程中所起的作用比钙大得多。因此，与严格限制草酸、嘌呤的摄入比起来，并不强调低钙饮食。低钙饮食虽然能够降低排泄尿中的钙含量，但可能会导致骨质疏松，并增加排泄尿中草酸的含量，过饱和的草酸更易形成结石。有研究发现，正常范围或适度高钙饮食可以一定程度上预防尿路含钙结石的复发，可以减少结石的患病风险。

在饮水、饮食调节的基础上，结合体能训练和考核要求，适量运动、控制体重，对结石的预防也有帮助。超重、肥胖会导致代谢综合征，增加结石的患病率。运动不但可以控制体重，跑步、跳绳等项目还可以促进结晶、小结石的排出，大家可以根据场地条件和自己的兴趣爱好选择不同的项目。

第八节　高尿酸血症和痛风

一、尿酸升高一定会引起痛风吗？

高尿酸血症是导致痛风的基础。一般说来，血尿酸水平越高，痛风发作的风险越大。但是，高尿酸血症并不等于痛风，因为痛风发作除了与高尿酸有关之外，还与机体内环境、尿酸波动以及许多诱发因素如受凉、过劳、关节损伤、酗酒等有关。总之，没有高尿酸血症，就不会有痛风；但有高尿酸血症，未必一定就会发生痛风。

二、痛风都有哪些临床表现？

痛风发作时患者经常会在夜晚出现突然性的关节痛，发病急，关节部位出现严重的红、肿、热、痛，以下肢关节最为常见，如足部第一跖趾关节、足背部关节、踝关节、膝关节等。疼痛感慢慢减轻直至消失，需要几天或几周不等。随着患病时间的延长，还可能出现外观大小不一、隆起的黄白色痛风石。

三、痛风发作时，血尿酸水平一定升高吗？

在痛风急性发作期，患者尿酸水平往往比平常还低，甚至处于正常水平。这是因为，痛风急性发作时，大量尿酸从血液中析出沉积于关节，此时，血中尿酸含量相对减少。临床上，有些痛风患者尽管关节红肿热痛的症状非常典型，但因处于急性期化验，检验显示血尿酸不高，之后未及时复查，以致被漏诊多年。

四、高尿酸的危害就是痛风吗？是不是只要不发痛风就没事？

说起高尿酸的危害，大家很容易想到痛风，即痛风性关节炎。痛风患者常出现痛风石，在患者耳郭、关节、肌腱、软组织等周围皮下可见。在身体的各个部位尤其是四肢形成的痛风石，不仅严重影响肢体外形，甚至会导致关节畸形、功能障碍、神经压迫、皮肤破溃、窦道经久不愈，须接受手术治疗。长期高尿酸还可以导致肾脏损害、动脉硬化及高血压和糖代谢紊乱等一系列问题。医学研究表明，尿酸盐结晶在肾脏沉积，会造成肾血管及肾间质的损害，引起急性或慢性尿酸性肾病、肾脏及输尿管结石。高尿酸还会刺激血管壁，引起血管内皮损伤及脂质沉积，导致动脉粥样硬化；损害胰岛 β 细胞，降低胰岛功能，导致糖代谢紊乱。

五、化验血尿酸前需要注意什么？

血尿酸水平会受身体状况、抽血前几天的饮食、活动量以及目前所用药物等诸多因素影响，为保证检查结果尽可能准确可靠，需要在清晨空腹状态下采血。在做尿酸检查的前两天，应避免大量进食肉、鱼、虾等高嘌呤的食物，不要喝酒，避免剧烈的无氧运动，否则会使血尿酸水平升高。有些药物如阿司匹林、利尿药和 β 受体阻滞剂类降压药，也会影响尿酸的排泄。建议根据病情停药 3 ~ 5 天后，再化验血尿酸值。由于血尿酸的波动性很大，不能凭一次血尿酸化验结果就做出诊断结论，应在非同日测定 2 次以上，取其平均值才能得到可靠的结果。

六、降尿酸都有哪些方法呢？

目前降尿酸治疗主要包括改变生活方式和药物治疗。改变生活方式包括：低嘌呤饮食、限制烟酒、增加饮水量、坚持运动和控制体重等。改变生活方式也同时有利于对慢性肾功能不全、肥胖、糖尿病、高脂血症及高血压等伴发症的管理。药物治疗包括抑制尿酸合成的药物和增加尿酸排泄的药物，如别嘌呤醇、非布司他和苯溴马隆。

七、总怕吃药伤肾，可以只通过生活方式改变来降尿酸吗？

在痛风治疗这个问题上我们要避免两种错误倾向：一个是

完全依赖控制饮食，拒绝药物治疗；另一个就是完全依赖药物，忽视饮食控制等生活方式干预。生活方式干预固然重要，但不能完全取代降尿酸药物。人体尿酸只有 20% 是外源性的，即由食物里的嘌呤代谢生成，其余 80% 都是内源性的，由自身代谢产生。也就是说，严格控制饮食最多能使血尿酸下降 20%、100 微摩尔 / 升左右。如果患者通过 2～3 个月的生活方式调整，血尿酸仍居高不下，就需要及时加用降尿酸药物。

八、降尿酸，是不是越低越好？

降尿酸并不是越低越好。现已证实，尿酸是人体天然的抗氧化剂，可以清除体内自由基，正常生理浓度的血尿酸对神经系统具有一定的保护作用，如果血尿酸水平过低，有可能增加老年性痴呆、帕金森病、多发性硬化症等神经退行性疾病的发生风险。因此，尿酸并不是越低越好，建议血尿酸水平不宜低于 180 微摩尔 / 升。根据 2019 年版《中国高尿酸血症与痛风诊疗指南》，对于无症状高尿酸血症患者，若无并发症，建议将血尿酸控制在 420 微摩尔 / 升以下；若有高血压、脂代谢异常、糖尿病、心脑血管病等并发症，建议将血尿酸控制在 360 微摩尔 / 升以下。对于痛风患者，要求更加严格，如无并发症，血尿酸控制在 360 微摩尔 / 升以下；若患者有痛风石或尿路结石等并发症，血尿酸控制在 300 微摩尔 / 升以下，有利于痛风石的溶解。

九、降尿酸需要越快越好吗？

与持续稳定的高尿酸状态相比，血尿酸忽高忽低、大幅波动更容易诱发痛风。因为痛风发作是体内的尿酸盐结晶沉积造成的，如果血尿酸降得过快，体内的尿酸盐结晶会溶解成尿酸盐颗粒，沉积到身体别处的关节上，引起痛风再次发作，医学上称之为"转移性痛风"。因此，使用降尿酸药物一定要从小剂量起始，缓慢增加剂量。操之过急，很可能欲速则不达。

十、降尿酸疗程有多久？痛风不痛了，就可以停药吗？

降尿酸治疗不存在固定的疗程。有少数病情较轻的患者，可以不用药物，单纯通过生活方式干预便可将血尿酸长期维持正常。对于需要降尿酸药物治疗的患者，发作间歇期没有症状也不宜停用。

痛风目前尚不能彻底根治，治疗目标是通过有效控制血尿酸水平，减轻高尿酸对靶器官的损害、预防痛风发作，达到临床治愈。

十一、在痛风急性发作期，有什么药可以减轻疼痛和炎性反应吗？

痛风发作时只要吃上消炎止痛药，如秋水仙碱、非甾体消炎药等，症状大多能很快缓解；即便什么药也不用，疼痛症状在两周内基本也能自行缓解。不过疼痛缓解并不代表痛风痊愈，因为患者体内的高尿酸状态依然存在，对关节、肾脏以及心血管的损害也不会停止，痛风随时都有可能卷土重来。单纯止痛是治标不治本，要适可而止，还需要长期配合降尿酸药物治疗。

十二、在日常生活中，怎样才能预防尿酸升高呢？

现在高尿酸血症和痛风呈逐渐年轻化的趋势，两者皆属于营养相关的代谢性疾病，其发病发展与日常生活方式，特别是饮食习惯密不可分。日常生活中提倡增加饮水量，限制每日总热量摄入，均衡饮食，以低嘌呤饮食为主，达到增加尿酸排泄、减少尿酸生成的效果。

牛、羊、猪等红肉中嘌呤含量高于鸡、鸭、鹅等白肉。动物内脏中嘌呤含量普遍高于普通肉类。痛风患者每日肉类摄入量不宜超过 100 克。烹饪时，提倡水煮后弃汤食用。经腊制、腌制或熏制的肉类，嘌呤、盐分含量高，干扰尿酸代谢，痛风患者不宜食用。不宜多食香菇、草菇、芦笋、紫菜、海带及粮食胚芽等嘌呤含量较高的植物性食品。水果因富含钾元素及维生素 C，可降低痛风发作风险。但不宜进食过多含糖饮料和糖分尤其是果糖含量高的水果，如苹果、橙子、龙眼、荔枝、柚子、柿子和石榴等。可适量食用含果糖较少的水果，比如樱桃、草莓、菠萝、西瓜、桃子、椰子等。

酒精可增加尿酸生成，减少尿酸排泄。对于健康人而言，适当饮用葡萄酒不会增加血尿酸浓度和痛风发作风险，而啤酒和白酒则会增加。对痛风患者而言，酒精剂量与痛风复发呈剂量依赖关系，无论是喝啤酒、白酒、葡萄酒都会增加痛风复发的风险。另外，药酒、果酒之类的都是由白酒制作而成，因此喝此类酒也就相当于喝白酒。

绝大多数瓜类、块茎、块根类及大多数叶菜类蔬菜，均为低嘌呤食物，建议食用。鸡蛋、牛乳、海参等嘌呤含量也较低，可适量食用。

在饮食控制的基础上，还鼓励适量运动。建议每周至少进行 150 分钟中低强度的有氧运动，如慢跑、快走、打太极拳等。避免剧烈运动，剧烈运动可使出汗明显增加，血容量、肾血流量减少，尿酸排泄减少，甚至可以诱发痛风发作。因低温容易诱发痛风急性发作，因此运动后应避免冷水浴、吹空调。

对于同时患有心血管和代谢性疾病的患者，要避免长期使用可能造成尿酸升高的治疗药物：如噻嗪类及祥利尿剂、小剂量阿司匹林等。

十三、很多食物都不能吃或少吃，这样时间长了会不会营养不良？

我们选择食材时需要灵活变通，不能只考虑嘌呤问题，而忽视了合理的营养需求，过度的低嘌呤饮食，会不利于身体健康，饮食应以适度均衡为佳。比如，大多数鱼类虽然属于中嘌呤食物种类，但鱼类中富含不饱和脂肪酸，尤其是人体必需的DHA 和 EPA，所以建议适量食用。嘌呤是水溶性分子，煮和焯等烹饪方法可以减少食物中 30%~40% 的嘌呤，肉、禽类煮后弃汁也可降低嘌呤含量。豆类营养价值高，而嘌呤含量也较高，属于中高嘌呤食物；但由于嘌呤易溶于水，许多豆子在制成豆制品的过程中，嘌呤溶于水而被去除，嘌呤含量也明显降低。因此，食用豆腐、豆腐干等豆制品，比直接食用豆类更安全。

第九节　贫　血

一、什么是贫血？

临床上贫血的定义是指人体外周血红细胞容量减少，低于正常范围下限的一种常见的临床症状。贫血本质上是一种症状，并不是疾病诊断，很多疾病或者因素会引起贫血。由于红细胞容量测定较复杂，临床上常以血红蛋白（Hb）浓度来代替。当成年男性 Hb<120 克／升，成年女性（非妊娠）Hb<110 克／升，孕妇 Hb<100 克／升时，就要考虑贫血了。所以，发现贫血不难，简单的血常规检查就可以发现，最重要的是寻找贫血的病因，并且针对不同的病因采取对因治疗，不同的病因涉及的治疗千差万别，对因治疗才能从根本上纠正贫血。

二、贫血分哪些类型？

贫血的分类方法有很多，实际应用中通常是多种分类方法结合应用。比如按照发生速度，分为急性贫血和慢性贫血；按照红细胞形态特征分为小细胞性贫血、大细胞性贫血和正细胞性贫血；按照骨髓红系细胞增生程度分为增生性贫血和增生不良性贫血；按照血红蛋白减少的程度分为轻度贫血、中度贫血、重度贫血及极重度贫血。另外，最能反映贫血本质的分类为按照病因和发病机制进行分类，分为红细胞生成减少、红细胞破坏增加和失血性贫血，如造血干细胞功能缺陷或数量减少（再生障碍性贫血）、造血调节因子异常（肾性贫血）、造血材料不足（缺铁性贫血、巨幼红细胞性贫血）时，都会造成红细胞生成减少。溶血性贫血时，红细胞寿命缩短，破坏增加，也会导致贫血。

三、贫血会有哪些表现？

贫血时血液携氧能力减低，全身各系统均会受贫血影响而出现不同程度的缺氧表现。疲乏困倦、活动耐力减退是最常见和最早出现的症状，皮肤黏膜苍白、口唇甲床颜色苍白是最常见的客观体征。此外还有可能出现心慌、气短、活动后呼吸困难、头晕、头痛、嗜睡、失眠、多梦、眼花、耳鸣、记忆力减退、注意力不集中、反应迟钝、食欲缺乏、腹部胀满、恶心呕吐、咽下困难、异食癖、月经增多或者继发性闭经、发热、水肿等多系统表现。

但表现的严重程度又不单纯受贫血程度决定，引起贫血的原发病、出现贫血的时间、年龄、代偿能力等均可影响。比如年轻、慢性贫血的患者，轻度贫血时可以没有临床表现，至重度贫血才出现如上所述症状；而高龄、急性失血患者，即使轻度贫血也可能出现严重的临床表现，如心慌、气促、呼吸困难等。

四、什么是营养性贫血？

营养性贫血是指机体造血所必需的营养物质（如铁、叶酸、维生素 B 等）出现相对或绝对的减少，使血红蛋白的形成和红细胞的生成不足，以致出现造血功能低下的一种疾病。其中，铁缺乏所致的贫血称为缺铁性贫血，叶酸或维生素 B_{12} 缺乏所致的贫血为巨幼细胞贫血，多发生于 6 个月至 2 岁的婴幼儿、妊娠期或哺乳期以及胃肠道等疾病所致营养物质吸收较差的患者。发病原因通常包括摄入不足、需求量增加、吸收不良、丢失过多等，需要结合病史及相关实验室检查甄别，并进行针对性的补充治疗。

五、多吃红枣可以补血吗？

红枣含铁量低，而且植物性铁的吸收率很低，倒不如吃点富含血红素铁的猪肝或鸭血，而且跟其他食物一样，营养素含量会因为品种、种植地天然环境等不同而不同，补血效果也千差万别。对于缺铁性贫血的人，光靠吃红枣肯定是不行的，必须搭配适量的铁剂，补血效果才能立竿见影。

六、缺铁性贫血需要终身治疗吗？

缺铁性贫血，顾名思义是由于铁的缺乏，是营养性贫血中最常见类型，常由于需求量增加或者摄入不足、吸收不良、失血等原因引起。治疗的根本是补足铁的所需量及储存量，并纠正病因。经常有患者确诊了缺铁性贫血，接受铁剂治疗 2~3 周后复查血红蛋白正常了，就会自行停药，很快就再出现贫血，这就是典型的只补充了需求量，没有补充储存量，并没有达到所需补铁量。通常补铁要持续至血红蛋白正常后 3~4 个月才能停药。另外，也有患者诊断了缺铁性贫血就一直服用铁剂，这也是错误的，过多的铁剂摄入会增加身体其他脏器，如心脏、肝脏的负担，并非越多越好。

七、用输血来治疗贫血效果更快更好吗？

贫血的诊断很简单，但其究因过程非常复杂且必需。那么在发现贫血后是不是马上输血才是最好的治疗方法？答案是否定的。输血并不是一项绝对安全的治疗方法，它有可能传播乙肝、丙肝、艾滋、梅毒等传染性疾病，也可能继发血清病等，相较药物治疗风险更大，所以输血需谨慎。当贫血程度较重、急性失血、生命体征不稳定、临床症状较重等情况下，输血是必需的，属于生命支持范围，可以在输血的同时完善检查、寻找病因。除此之外的轻中度贫血，不提倡早期输血，需明确病因后对因治疗来纠正。

第十节 白血病

一、血液不是红色吗？为什么叫白血病？

我们每个人的血液中，都有红细胞、血小板、白细胞三类血细胞。红细胞负责氧气运输，血小板负责止血，白细胞负责免疫功能。而白血病，实际就是白细胞异常增多，并停滞在细胞发育的不同阶段，所以叫白血病，是造血系统的恶性肿瘤。

二、异常增多的白细胞是怎样危害人体健康的呢？

异常增多的白细胞都是无用的白细胞，并没有发挥免疫功能。同时因为无用白细胞的增多，使得正常的红细胞、血小板、白细胞都会相应减少，而且因为白血病细胞在发育过程中，争夺造血原料使正常的造血难以进行，由此人体表现为贫血、感染和出血。这时白血病细胞还会侵犯人体的各个脏器，如侵犯肝、脾和淋巴结时，出现肝、脾和淋巴结的肿大；脑和脑膜受到白血病细胞侵犯时，出现头晕、头痛、嗜睡、意识模糊不清，也可出现抽筋、肢体瘫痪、排尿困难；侵犯肾脏可出现肾功能受损。

说白血病是造血系统的恶性肿瘤，主要是因为它与其他肿瘤有共同的特点。

（1）白血病细胞和恶性肿瘤细胞一样，它的增生无法控制；

（2）它能侵犯人体的其他脏器，造成全身多器官功能衰竭；

（3）白血病也可表现为局部肿瘤，如儿童急性粒细胞性白血病可浸润颅骨眼窝，形成外观为绿色的肿瘤。

三、为什么得了白血病会发烧、骨痛，还会出现皮肤瘀斑、鼻出血、牙龈出血等症状？

发热的主要原因是由于正常白细胞减少，人体抵抗力下降，导致细菌或病毒感染，常见于呼吸道、泌尿系统、肛周等，严重者甚至可发展为败血症。

出血是因为血小板减少，导致止血困难，出血部位可遍及全身，以皮下、口腔、鼻腔为最常见，严重者可出现颅内出血、消化系统和呼吸道大出血。各部位的出血会造成贫血，表现为面色苍白、心悸、乏力、呼吸困难等。

当白血病患者的骨髓腔内有大量的白血病细胞增生时，骨髓腔内的压力不断增加，骨膜神经被侵犯，还会引起骨痛、关节痛或胸骨压痛。

四、什么样的人易患白血病？

关于白血病的起因，目前为止尚没有确切答案。但是长期的研究，已经证实白血病的发生与接触化学物质、病毒、辐射、遗传这四个高危因素有关系。所以易患白血病的人群有：接触放射线的工作者；肿瘤患者经过放疗者；甲亢及甲状腺癌碘-131治疗、真性红细胞增多症磷32治疗及所有经常接触同位素者；长期接触苯及其衍生物的工作人员，包括职业性接触苯者和非职业性接触油漆、汽油等含苯物质者；曾用细胞毒性药物的患者，如多发性骨髓瘤长期服用美法仑的患者等；家族中有曾患白血病者，如双胞胎其中一人患白血病，另一人白血病发生的概率也明显升高。以上人群易患白血病，但并不是说都将发展为白血病，还有相当多的白血病患者无明显的致病因素。所以不用过于担心是否会患白血病，定期体检、规范职业防护更为重要。

五、日常生活中有没有办法可以预防白血病呢？

白血病的发生较为复杂，也很难完全预防。通常来说，需要避免化学物质、辐射及病毒感染，这些都可能会造成基因突变，影响正常的造血功能。装修污染常会和白血病联系在一起，是因为劣质装修材料中常常会含有过量的含苯物质。除了环境因素外，白血病还有遗传的易感性。白血病本身大概率并不会遗传，但是会有部分人群因为遗传的关系发病率较高。综合来看，白血病是一种因为造血功能出现问题而引起的疾病，但并不是不治之症。日常生活中，我们可以通过尽量远离某些含苯化学物质、电离辐射、RNA 病毒感染等有害诱因，或做好职业防护及监测工作，减少白血病的发病概率。对白血病高危人群应做好定期普查工作，特别注意白血病早期症状，做到及时发现，尽早治疗。

六、为什么有的白血病只需要进行化疗或使用靶向药物，有的却要骨髓移植呢？

根据白血病细胞的成熟程度和自然病程，白血病可以分为急性和慢性两大类。急性白血病的细胞分化停滞在较早的阶段，多为原始细胞和早期幼稚细胞，病情发展快，自然病程仅数个月。慢性白血病的细胞分化停滞在较晚阶段，多为较成熟的幼稚细胞和成熟细胞，病情发展慢，自然病程为数年。

按照受累的细胞系列可以将急性白血病分为急性淋巴细胞白血病和急性髓细胞性白血病，慢性白血病分为慢性粒细胞白血病、慢性淋巴细胞白血病及少见类型的毛细胞白血病、幼淋巴细胞白血病等。

不同类型的白血病临床表现不同，对应的治疗也大不相同。如急性早幼粒细胞白血病经过维 A 酸、亚砷酸双诱导化疗，治愈率就可以达到 90% 以上。慢性粒细胞白血病可以口服靶向治疗药物长期控制病情。对于难治或复发白血病、慢性髓系白血病，骨髓移植可以取得更好的疗效。正确的分类分型诊断对后续确定治疗方案、评判预后、观察疗效都有着十分重要的意义。

七、白血病的分类分型依据都有哪些？通过症状和血常规结果可以诊断白血病吗？

白血病是造血系统的恶性疾病，其特征为血细胞在生长和发育过程中的异常增生。这种变化单从患者的外表和症状是看不出来的，即使抽血化验也只能反映外周血中血细胞的变化，而外周血中血细胞的变化，又容易与某些其他疾病如类白血病反应等相混淆，不能准确反映出造血器官内的变化。所以，要诊断白血病必须做骨髓穿刺。

八、骨髓穿刺检查听起来有些吓人，会对身体有害吗？

骨髓穿刺，简称骨穿。骨髓是各类血细胞的"制造厂"，是人体内最大、最主要的造血组织。通过抽取骨髓标本做检查，可以区分白血病类型，根据不同白血病类型而采取相应的治疗措施。

骨穿对身体没有害处。有些患者误以为骨穿抽取骨髓会损害人体精髓，伤及元气，不愿意做骨穿，从而放弃了早期及时诊断的机会，延误了应有的治疗，给自身带来无可估量的损失。事实上，骨髓检查所抽取的骨髓是极少量的，一般为 0.2 克左右，而人体正常骨髓总量平均为 2 600 克，可见，骨穿检查所抽取的骨髓液与人体骨髓总量相比是微不足道的，根本谈不上会伤及元气，何况身体内每日还不断地有大量的细胞再生。此外，患者往往以为骨穿很痛苦，有恐惧感。其实，这也是不必要的。骨穿实际上很简单，操作时，先在局部打些麻醉药，然后把穿刺针插入骨髓。除了在骨髓抽出的瞬间略有酸痛感以外，患者基本上感觉不到疼痛。一个熟练的医生操作骨穿的全部过程，包括消毒、局部麻醉，也不过几分钟。骨髓抽出后，患者可以马上起床活动，少数患者可能有一些特殊感觉，常是由于不必要的紧张造成的。

九、什么是腰穿？和骨髓穿刺有什么区别吗？

白血病细胞的广泛浸润，使白血病患者体内几乎无一器官或系统能够得以幸免。当白血病细胞侵犯中枢神经系统，引起头痛、恶心、呕吐、神经麻痹或偏瘫甚至昏迷时，我们称之为中枢神经系统白血病。中枢神经系统白血病，是导致患者死亡的原因之一，也是白血病复发的重要原因。尤其是急性淋巴细胞白血病，引起中枢神经系统白血病的发生率较高。诊断中枢神经系统白血病主要借助于腰椎穿刺，即腰穿，通过测定脑脊液压力并检查脑脊液中的细胞数、蛋白和糖的含量来分析和诊断。如果在脑脊液中找到白血病细胞，则更是确诊的依据。一旦确诊中枢神经系统白血病，治疗也需借助腰穿，往脑脊液中注入化疗药物。此外，每次腰穿抽取脑脊液检查后，常规往脑脊液中注入适量化疗药物，对预防中枢神经系统白血病也有积极意义。因此，腰穿既是诊断也是防治中枢神经系统白血病的主要手段。

十、白血病能不能被治愈?

目前白血病的主要治疗方法分为两大类：一是移植治疗，即干细胞移植，包括骨髓移植和脐血移植，直接把功能正常的干细胞进行移植替换，这样就可以恢复正常的造血功能，是目前为止治疗效果最佳的方法。二是非移植治疗，包括化疗、免疫治疗和靶向治疗等。化疗能让疾病在短期内被控制，但是不容易彻底治愈。靶向治疗，通俗来说，就是瞄准病变细胞这个靶子，进行针对性治疗，对正常细胞的破坏性较小。

在人们的印象中，白血病和其他某些恶性肿瘤一样，被认为是"不治之症"。但近些年来，随着医疗科技的进步，白血病治疗取得了不错的进展，不仅能延长白血病患者的生存期，并且部分患者还能得到根治。目前经过规范治疗，大部分儿童的急性淋巴细胞白血病、成人的急性早幼粒细胞白血病、慢性粒细胞白血病都是可以治愈的。相信随着未来医疗科技的进步，更多类型的白血病会逐渐被攻克。

十一、捐献造血干细胞对捐献者的健康有没有危害?

这类捐献对于捐献者来讲是没有危害的。骨髓是再生能力很强的组织，一般健康者捐献造血干细胞后在十天左右即可补足所捐的干细胞。正常情况下，人体各种细胞每天都在不断新陈代谢，进行着生成、衰老、死亡的循环往复，失血或捐献造血干细胞后，可刺激骨髓加速造血，1～2周内，血液中的各种血细胞恢复到原来水平。捐献者经全面体检合格后进入采集流程，采集方式有骨髓采集和外周血采集两种。骨髓采集与平时做骨髓穿刺检查相似，捐献量约10克。外周血采集类似捐献血小板，提前注射动员剂将干细胞从骨髓腔动员至血液中后，抽取血液流经细胞分离机，提取造血干细胞后，再将其他血液成分回输捐献者体内，捐献量150～300毫升。大多数捐献者在术后3～4天就可返回工作岗位，在长期随访研究中并未观察到干细胞捐献对捐献者存在任何长期的不良作用。因此，捐献造血干细胞是一项无损健康的善举。

十二、什么是脐血移植？脐血移植和骨髓移植哪个更好？

脐血移植，即脐带血移植，是指利用新生婴儿脐带在被结扎后存留在与身体不再相连的脐带和胎盘中的血液进行的移植。新生婴儿的脐带血中含有丰富的造血干细胞，可用于重建人体造血和免疫系统。脐带血如果不捐献，常规是按医疗废物处理。所以，脐血捐献对孕妇和婴儿没有任何影响，而且对自身还有好处，如果以后有需要，可以享受优先配型权。近年来，随着各地脐血库的建立和发展，越来越多的父母捐献了脐带血，中华骨髓库也与全国七家公共脐血库合作，使医患可以更便捷地检索配型相关信息。

脐血移植与骨髓移植在植入成功率、移植后排异发生率等方面各有优势，不能互相替代，有时两者还可以联合移植，提高成功率。

第十一节 甲 亢

一、什么是甲亢?

甲状腺功能亢进症简称甲亢,是甲状腺腺体功能失调,生成过多甲状腺激素并释放到血循环中,作用于全身组织和器官,导致机体以高代谢和神经精神兴奋性增高为主要表现的临床综合征。近年来,随着经济的高速发展和生活节奏的加快,人们精神压力越来越大,再加上环境辐射增多以及碘摄入不合理等因素,使得甲亢的发病率明显增加。甲亢如果没有得到及时的诊断和治疗,会影响人的工作和生活,随着病情的发展,患者可能会出现不同程度的并发症,例如甲亢性心脏病、甲亢性眼突、慢性甲亢性肌病、不孕等;如果病情长期没有得到控制,较为严重时还会出现心力衰竭、甲状腺危象等危及生命安全的情况。

二、哪些疾病会引起甲亢呢?

常引起甲亢的病因包括弥漫性毒性甲状腺肿(Graves 病)和炎性甲亢(如亚急性甲状腺炎、产后甲状腺炎和桥本氏甲状腺炎等）。药物过量和垂体瘤也可引起甲亢。

　　临床上 80% 以上的甲亢是由弥漫性毒性甲状腺肿，即 Graves 病引起的。Graves 病是甲状腺自身免疫病，患者的淋巴细胞产生了刺激甲状腺的免疫球蛋白，造成甲状腺产生过多的甲状腺激素，导致血液中的甲状腺激素浓度上升，从而引起甲状腺功能亢进症。

三、缺碘引起的粗脖子病和 Graves 病是一回事儿吗？

　　两者并不相同。碘是合成甲状腺激素的重要原料，如果碘摄入量不足，就会导致甲状腺组织代偿性肿大，以增加机体对碘的摄取。这种由于碘缺乏造成的甲状腺肿大，称为"单纯性甲状腺肿"，过去在缺碘地区的人群中高发，故又称为"地方性甲状腺肿"。随着含碘盐的普及，现在缺碘引起的单纯性甲状腺肿越来越少了。

四、甲亢会传染吗？什么样的人容易得甲亢呢？

　　甲亢属于内分泌类疾病，没有病原体，不是传染性疾病，不会传染。相对来说，有甲亢家族史者、女性、抗压能力差者、摄入碘过少或过多者，都是甲亢的易患人群。有甲亢家族史者易患甲亢，是因为超过八成的甲亢是 Graves 病所致，而 Graves 病是一种家族遗传疾病。若家族成员患有这种疾病，那后代会有较高的概率患上甲亢。女性相对于男性来说，自身免疫力较低，女性的患病概率比男性大约高出 10 倍。抗压能力差的人，容易在外界压力下过度焦虑，无法良好地缓解自身压力，容易导致免疫系统功能紊乱。Graves 病的引发通常就与免疫系统功能紊乱有关联。因此，精神压力过大，也容易诱发甲亢。碘是合成甲状腺激素的主要成分之一。高碘同低碘一样会危害人体健康，会引起高碘甲状腺肿和单纯性甲状腺肿等不良反应，甚至造成碘源性甲亢。

五、甲亢有哪些症状呢？

甲亢比较明显的症状是出现进食增加、体重下降、怕热多汗、失眠易怒、心跳加速、心律不齐、手抖等，都是过多的甲状腺激素促进新陈代谢、兴奋神经系统的表现。还有部分患者会出现甲状腺肿大与眼球突出的症状。

六、甲亢的治疗方法有哪些呢？

目前治疗甲亢有抗甲状腺药物治疗、碘 –131 同位素治疗和外科手术治疗三种方法，称之为甲亢治疗的"三剑客"。三种方法各有利弊，药物治疗包括甲巯咪唑和丙硫氧嘧啶，是目前临床最常采用的治疗手段，但疗程较长，通常在一年到一年半之间。在用药期间，患者可能会出现白细胞减少、肝功能异常和皮疹等不良反应。手术治疗一般适合有压迫症状和巨大甲状腺肿的患者。碘 –131 同位素治疗适合无法进行手术、手术复发及药物无效或过敏的甲亢患者。在明确诊断为甲亢后，制订治疗方案应综合考虑患者病情，如甲状腺体积大小、有无合并结节、病情轻重、病程长短、有无并发症等、精神及心理状况、妊娠或哺乳状态及生育规划等，医患需进行充分沟通交流，权衡利弊后做出治疗决策。

七、为什么甲亢治疗后有可能变甲减？

甲亢治疗的"三剑客"都有可能引发"甲亢变甲减"的情况。因为药物是通过抑制甲状腺激素合成来控制病情的，因此在甲亢好转后，若继续原有药物用量，就有可能引发甲减；手术切除甲状腺后，由于甲状腺组织缺失或部分缺失，也有可能引发甲减的发生。碘-131同位素治疗是利用甲状腺摄取碘的功能，服用带有放射性的碘-131元素，利用放射线对甲状腺组织进行破坏性治疗，使甲状腺合成甲状腺激素的能力下降，因此也有可能会引发甲减。

不过即便甲亢治疗后变成了甲减，患者也不必过于担心。一般情况下，单纯的药物引发的一过性甲减是可逆的，患者在减少或者停用药物后，甲减的情况会改善；手术治疗后引发的甲减，可以通过甲状腺激素替代治疗来改善甲减症状，最常用的是左甲状腺素钠片，它本身就是一种甲状腺激素类药物，对人体一般无副作用。碘-131同位素治疗后引发的甲减，有一部分是暂时性的，几个月后甲状腺激素水平会逐渐恢复正常，还有一部分则可能成为永久性甲减，但患者同样可以通过甲状腺激素替代治疗来逆转甲减症状。

八、甲亢患者日常生活中需要注意什么吗？

在日常随访中，应按医嘱正规用药，不要漏服或随意停药。在饮食上要做到"三高一禁一适量"，即高热量、高蛋白、高维生素饮食，忌碘饮食，适量补充钙、磷等。甲亢时患者处于高代谢、高消耗状态，保证热量、蛋白质、维生素、钙、磷供给，可以纠正过度消耗、改善代谢紊乱。碘是合成甲状腺激素的原料，甲状腺内有大量碘存在时，甲状腺激素加速合成，因而碘可诱发甲亢，使甲亢症状加剧，所以应忌用含碘的食物和碘的药物，对各种含碘的造影剂也应慎用。

九、甲亢会影响生育吗？

因为甲亢在中青年人中多发，所以怀孕时机的选择也是甲亢患者常常困惑的问题。一般建议在甲亢未治愈前不要急于怀孕，因为未控制的甲亢会使妊娠妇女流产、早产、死胎、胎盘早剥等发生率增加，或导致胎儿生长发育不良，还会使精子数量减少，活率降低以及正常形态精子率降低，所以最好在甲亢治愈后再考虑怀孕。如果患者采用手术治疗甲亢，术后3个月病情无复发，即可考虑怀孕；若采用碘-131同位素治疗，在治疗半年或一年后，甲亢痊愈方可考虑怀孕。

第十二节　高脂血症

一、什么是高脂血症？

高脂血症是指血脂水平过高，可直接引起一些严重危害人体健康的疾病，如动脉粥样硬化、冠心病、胰腺炎等。临床上常用血脂检查指标有 4 项，包括总胆固醇（TC）、低密度脂蛋白胆固醇（LDL-C）、高密度脂蛋白胆固醇（HDL-C）和甘油三酯（TG）。这 4 种指标中，低密度脂蛋白胆固醇与动脉粥样硬化的关系最密切，危害最大。

二、为什么血脂会升高？

遗传因素、环境因素（饮食、营养、药物）都可能引起血脂升高，也可继发于其他代谢性疾病（糖尿病、高血压、甲状腺功能减退、肥胖等）。

三、瘦的人是不是不会得高脂血症？

体型胖的人，确实更容易发生高血脂。不过，影响人体血脂水平的因素很多，不能以胖瘦来判断血脂水平的高低。瘦的人也有可能受到遗传、环境和疾病的影响，患上高脂血症。

四、血脂偏高但没有不舒服，是不是不用在意？

一般情况下，高血脂是没有什么症状的，多数都是在体检时发现的，部分患者是在出现心血管疾病并发症时发现。只有少数患者可出现眼睑周围的黄色瘤，是脂质在局部沉积所致，可为黄色、橘黄色或棕红色，质地柔软。

但是，没有症状不代表对身体没伤害。血脂主要包括两大类，甘油三酯和胆固醇。甘油三酯明显升高超过 5.6 毫摩尔 / 升时，罹患急性胰腺炎的风险很高。胆固醇、低密度脂蛋白胆固醇升高，会引发血管内皮细胞的炎性反应，进而在血管壁内皮下方形成脂质的堆积，从而加速动脉的硬化以及斑块的形成，如果这种影响持续发展，会造成动脉血管的狭窄、斑块破裂形成血栓的风险增加，与心肌梗死、脑梗、颈动脉斑块、肢体动脉粥样硬化的关系十分密切。此外，高血脂还容易引起脂肪肝、肝功能异常，对血糖、血压等也有影响。

五、发现血脂异常后可以不吃药吗？

发现血脂异常时，医生会重点关注患者是否有高血压、糖尿病、吸烟、肥胖等心脑血管疾病危险因素。如果只是单纯的血脂轻中度升高，可以先通过饮食控制、运动锻炼来降低血脂水平。3～6个月后，复查血脂水平，若达标，可继续饮食和非药物治疗，每6个月至1年复查一次。如不达标，可根据血脂水平进行药物治疗。

如果未来发生心脑血管疾病的风险很高，应该更早开始药物治疗和采取更严格的治疗目标。

六、体检发现脂肪肝，是如何形成的呢？

脂肪肝分为酒精性脂肪肝和非酒精性脂肪肝两种。长期大量饮酒的人容易得酒精性脂肪肝。肝脏的重要功能之一是在能量代谢的过程中将多余的葡萄糖转化为脂肪，然后输送到身体各个组织储存起来，而酒精会影响肝脏调度脂肪的功能，导致脂肪在肝脏囤积，形成脂肪肝。非酒精性脂肪肝则与超重或肥胖、胰岛素抵抗、高血糖、高血脂、营养不良、药物、妊娠等因素有关。

七、脂肪肝有什么危害？

肝细胞中的脂肪增多，会加速肝细胞脂肪变性，而长期的肝细胞变性容易导致肝细胞坏死和再生障碍，进而形成肝纤维化和肝硬化。肝脏参与人体消化、排泄、解毒以及糖、脂肪、蛋白质等代谢功能，是维持人体生命活动的一个不可缺少的重要器官。肝内细胞被大量脂肪浸润而成为脂肪肝后，会使肝脏的正常结构发生改变，不同程度地影响人体的消化功能和肝脏正常的代谢功能，使人体相关系统，如生化、血浆蛋白、血脂、肝功能、内分泌系统等异常变化。

八、有脂肪肝一定会血脂升高吗？

脂肪肝是由于脂肪在肝脏内过多沉积所致。高血脂是脂肪代谢或运转异常，使血浆一种或多种脂质高于正常。大多数脂肪肝患者血脂偏高，但也有相当一部分的脂肪肝患者血脂并不升高。两者有一些共同的致病因素，如高脂饮食、高糖饮食及酗酒等，可以同时诱发高脂血症和脂肪肝。但对于营养不良、药物等导致的脂肪肝来说，血脂就不一定升高。

九、营养不良怎么还会得脂肪肝？

当人体处于长期饥饿状态时，无法获得必需的葡萄糖等能量物质及各种脂肪代谢时所需的氧化酶类。为了弥补体内葡萄糖的不足，人体就会动用身体其他部位贮存的脂肪、蛋白质。这些脂肪、蛋白质都将通过肝脏这一中转站转化为热量。于是大量脂肪进入肝脏，加上缺少脂肪代谢必需的酶类，导致脂肪在肝脏滞留，使人患上脂肪肝。还有只吃很少的主食甚至不吃主食，会导致蛋白质和热量摄入严重不足。当人体的蛋白质不足时，脂肪需要的载脂蛋白也会严重不足，就会导致蛋白质、氨基酸以及脂肪酸的代谢出现紊乱，使肝脏的代谢受到影响，肝细胞营养不良，脂肪变性。因此，不只是营养过剩时容易出现脂肪肝，营养不良、减肥过度过快也会患上脂肪肝。

十、想要降血脂，运动锻炼需要注意什么？

1.运动强度：通常以运动后的心率水平来衡量运动量的大小，适宜的运动强度一般是运动后的心率控制在个人最大心率的80%左右。运动形式以中速步行、慢跑、游泳、跳绳、做健身操、骑自行车等有氧活动为宜。

2.运动持续时间：每次运动开始之前，应先进行5～10分钟的预备活动，使心率逐渐达到上述水平，然后维持20～30分钟。运动结束后最好再进行5～10分钟的放松活动。每周至少活动3～4次。

3.高龄患者的运动，应在确定其有无心肺疾病、骨和关节疾病或脑神经疾病及其程度后实施。在制订运动方案前应进行详细的医学检查、物理检查和生活方式评估，并且在运动实施过程中定期反复进行，以判断运动疗法的效果及其安全性。

十一、血脂升高的话，日常饮食需要注意什么？

合理饮食是防治高脂血症的基础措施，血浆脂质主要来源于食物，通过控制饮食，可使血浆胆固醇水平降低5%～10%。无论是否口服调脂药物，都应始终坚持。

1.限制脂肪摄入：红肉、蛋及乳制品等食物（特别是蛋黄和动物内脏）中的胆固醇和饱和脂肪酸含量较多，应限制摄入。少吃油炸食品、糕点。食用油最好选用不饱和脂肪酸，每日摄入量 <30克。

2.控制主食及高糖分食物：调整好主食的比例结构，尽量少吃含精制碳水化合物的食物，尽量少吃高糖分食物如高糖饮料、各种甜品以及糖类等，因为过多的碳水化合物和糖分会转化成脂质在体内堆积，从而导致血脂升高。

3.增加膳食纤维成分：膳食纤维含量丰富的食物主要包括杂粮、米糠、麦麸、干豆类、海带、蔬菜、水果等，每日摄入纤维量 35～45 克为宜。

4.戒烟、限酒：烟草中的多种化合物、长期酗酒都会干扰血脂代谢。

十二、听说降脂药伤肝，怎样才能安全降血脂？

调脂药物除了降低 LDL-C 水平，还具有抗炎、保护血管内皮功能，减少平滑肌细胞增生和迁移、降低组织因子的释放、稳定斑块等作用，从而降低冠心病、脑血管疾病等的发生率，故是当前防治动脉粥样硬化性疾病非常重要的药物。大多数人对调脂药物的耐受性是良好的；少数人会出现转氨酶升高和肌病等不良反应，包括肌痛、肌炎和横纹肌溶解。治疗开始时检测肝转氨酶和肌酸激酶（CK），并在治疗期间定期监测，可放心使用调脂药物，完全没必要因为担心潜在的可能发生的副作用而延误明确可以获益的有效治疗。

第十三节　强直性脊柱炎

一、什么是强直性脊柱炎？

强直性脊柱炎好发于青壮年男性，是一种慢性进行性炎症性疾病，患者主要表现为腰背痛和晨僵，中晚期可伴有脊柱强直、畸形及严重活动受限，进而导致背部僵直，甚至难以平躺，严重影响患者生活质量。

二、强直性脊柱炎早期有什么症状吗？

强直性脊柱炎的早期症状比较隐匿，多为腰骶痛及不适、晨僵等；臀部腹股沟区疼痛不适，症状可向下肢扩散，类似坐骨神经痛，症状静止休息时反而恶化，活动后缓解。还可伴有厌食、低热、乏力、消瘦和贫血等全身症状。

三、强直性脊柱炎的腰背痛有何特殊表现？

强直性脊柱炎最开始发作是从骶髂关节及腰骶部开始，以腰背部或骶髂部疼痛或发僵为首发症状，然后病变沿着脊柱向上发展，每发展到一个部位，脊柱两个椎体之间的软组织就会骨化，形成粘连，导致行动受限、畸形甚至残疾。腰背痛是强直性脊柱炎极为典型的症状之一，常常被忽视。但强直性脊柱炎导致的疼痛不是一般的肌肉疼痛，它是一种炎症性疼痛，具有以下特点：3 个月及以上不明原因腰背痛，夜间疼痛加剧，早晨醒来背部僵硬（晨僵），静养不管用，活动后疼痛减轻。当出现这种"特殊"又"隐匿"的腰背痛时，要尽早就医。

四、强直性脊柱炎能治好吗？

暂时还无法治愈，过去很多人都说强直性脊柱炎是"不死的癌症"，但随着科学进步，越来越多的新型生物制剂问世，"控制炎症＋抑制骨结构进展"双步骤并行，可帮助患者有效缓解症状和延缓疾病进展，尽量不影响生活质量。

五、强直性脊柱炎影响寿命吗？

强直性脊柱炎本身不会缩短寿命，但疾病相关的并发症与患者预期寿命缩短有关。如累及髋部导致股骨头坏死、累及脊柱导致锥体压缩性骨折、累及心脏导致心脏瓣膜病变和心脏传导阻滞、累及肾脏导致肾淀粉样变性等，均可导致预期寿命缩短。

六、强直性脊柱炎患者需要忌口吗？

一般不需要。强直性脊柱炎患者不需要遵从特定的饮食方式，但一些食物、营养元素可能具有缓解症状等有益作用，因此建议患者适当补充，如：富含 ω-3 脂肪酸的核桃、沙丁鱼等，富含维生素的水果、蔬菜，富含膳食纤维的玉米、燕麦等谷物（富含麸质的小麦、大麦建议少吃），富含钙的甘蓝、牛奶等（为了促进钙吸收，还需补充维生素 D）。而部分食物具有促炎作用，可能导致患者病情恶化，建议患者减少食用，如：甜点等高糖食物，高盐、高钠食物，牛肉、羊肉等红肉，富含饱和脂肪酸的奶酪等，富含 ω-6 脂肪酸的植物油、沙拉酱等。

七、强直性脊柱炎患者可以运动吗？

可以，体育运动有非常重要的作用。多数强直性脊柱炎患者存在疼痛和僵硬症状，合理运动可缓解相应症状，如下。

1.伸展运动：可提高柔韧性并减少肌肉僵硬、肿胀和疼痛，还可降低关节融合的风险。

2.有氧运动：如游泳、慢跑、打太极拳、骑行，可以改善患者心肺功能，并改善情绪；也可缓解疼痛和减轻疲劳感。

3.肌肉强化锻炼：核心和背部肌肉强壮有力有助于支撑脊柱，改善走路姿势，并减轻疼痛。

4.平衡训练：如瑜伽，可提高身体静止和移动时的稳定性，并减少意外跌倒的发生。尤其适用于骨密度较低的患者。

八、强直性脊柱炎患者疼痛好转是不是说明病情好转了？

研究表明，炎症活动与骨破坏之间存在显著联系。由于炎症是渐进地侵蚀椎体间的软组织，因此在其渐进的发展过程中，越是及早发现和治疗，越能避免粘连，保持脊柱的活动度。在患者疼痛的时候要积极治疗，如果不痛了，就表明脊柱活动度明显受限制了，此时说明软组织已经硬化，就算是用药，其结果也是不可逆的。所以，在患者疼痛的炎症期就应尽快将炎症抑制住，抑制病情的进一步发展。

九、强直性脊柱炎患者需要进行哪些治疗？

目前强直性脊柱炎的治疗主要包括生活方式改变和药物治疗。生活方式改变包括：避风寒、忌过劳、防止外伤、避免骨折、饮食调整和体育运动等。药物治疗包括：非甾体消炎药（抗炎镇痛，包括双氯芬酸钠、美洛昔康、塞来昔布等）、慢作用药物（阻止关节破坏、保持关节功能，包括柳氮磺吡啶、氨甲蝶呤、沙利度胺、来氟米特、糖皮质激素等）、生物制剂（抑制骨破坏，包括 TNF-α 抑制剂如阿达木单抗、英夫利西单抗、依那西普，IL-17 抑制剂如司库奇优单抗）。经过内科积极正规药物治疗不能控制，出现严重关节强直和畸形者，可进行人工全髋关节置换术、脊椎截骨术等。

十、强直性脊柱炎一定会遗传吗？

强直性脊柱炎不是遗传性疾病，但有一定的遗传倾向。研究表明，家庭中有强直性脊柱炎患者，生育后代患强直性脊柱炎的概率比家庭中没有强直性脊柱炎的人高，但并非所有后代都会遗传此病。除了遗传因素外，强直性脊柱炎的发病还与感染、环境、免疫等因素有关。

第十四节　风湿性关节炎

一、什么是风湿性关节炎？

风湿性关节炎是一种常见的急性或慢性结缔组织炎症。通常所说的风湿性关节炎是风湿热的主要表现之一，临床以关节和肌肉游走性酸楚、红肿、疼痛为特征，下肢大关节如膝关节、踝关节最常受累，寒冷、潮湿等均易诱发此病。风湿热与A组乙型溶血性链球菌感染有关，可累及心脏、关节、中枢神经系统和皮下组织，但以心脏和关节受累最为明显。病变可呈急性或慢性反复发作，可遗留心脏瓣膜病变形成慢性风湿性心瓣膜病。虽然近几十年来风湿热的发病率已显著下降，但非典型风湿热及慢性风湿性关节炎并不少见。

二、风湿性关节炎和类风湿性关节炎是一回事吗？

"风湿"和"类风湿"，看上去只差了一个字，其实完全不一样。两者病因不同、病情轻重程度不同、症状不同、治疗不同、后遗症也不同。风湿性关节炎是与感染密切相关的免疫性疾病，因A组乙型溶血性链球菌感染导致；而类风湿性关节炎是自身免疫性疾病，是自身免疫系统攻击自体引起的。风湿性关节炎经过治疗后比较容易治愈，在关节症状消失后无永久性损害，但常反复发作，可继气候变冷或阴雨出现或加重；而类风湿性关节炎就目前的医疗水平而言，无法被治愈，只能缓解症状。风湿性关节炎常见累及膝关节、肘关节等大关节，不造成关节的畸形；而类风湿性关节炎往往侵犯掌指关节、近端指间关节、腕关节等小关节，晚期可造成双手天鹅颈样关节畸形。风湿性关节炎以抗生素清除链球菌治疗为主，同时对于关节疼痛、心肌炎等进行相关处理；类风湿性关节炎主要采用免疫调节剂和激素进行治疗，以防止关节破坏，保护关节功能，最大限度地提高患者的生活质量。因此，两者不能混为一谈。

三、得了风湿热有哪些症状出现？

在风湿热发病前 2~5 周，常有发热、咽喉痛、颌下淋巴结肿大、咳嗽等咽炎或扁桃体炎的前驱症状。有些患者由于上呼吸道链球菌感染症状甚微，可无明显前驱症状。后出现风湿热的主要表现：游走性多关节炎、心肌炎、无痛性皮下结节、环形红斑和舞蹈病，这些症状可单独或同时出现。

游走性多关节炎常为风湿热的首发症状，主要累及膝、踝、肘、肩等大关节，局部可有红肿热痛，一般 2 周至 1 个月内症状消失，炎症缓解后关节功能可完全恢复，不遗留畸形，但可反复发作。心肌炎为风湿热最重要的病变，表现为运动后心悸、气短、心前区不适。同时还可出现无痛性皮下小结节。在风湿热后期，还会出现四肢及躯干部的环形红斑，为淡红色、环形、中央苍白，时隐时现，大小不一，压之褪色，不痒，数小时或 1~2 天内消退，可反复出现。儿童患者，在风湿热后期还可出现舞蹈病，系风湿热炎症侵犯中枢神经系统表现，起病缓慢，为一种无目的、不自主的躯干或肢体动作。

四、对于怀疑风湿热的患者，需要做哪些检查来明确诊断呢？

怀疑风湿热的患者，可进行抽血化验抗链球菌溶血素"O"，简称"抗 O"。"抗 O"升高，可以证明 A 组溶血性链球菌感染，帮助医生对风湿热进行确诊。同时结合血沉、C 反应蛋白、咽拭子培养、血常规等血化验结果，判断疾病的活动性，指导后续治疗。对于明确诊断风湿热的患者，还需完善心电图、心脏彩超、胸部 X 线检查，重点排查风湿性心肌炎。

五、如果罹患了风湿热，应如何治疗呢？

风湿热的治疗以抗生素治疗消除残存的链球菌感染灶为主。一般应用青霉素；对青霉素过敏者，可选用红霉素；对红霉素耐药者，可选用其他药物替代，包括克拉维酸盐、新大环内酯类及头孢霉素类等。在急性期给予阿司匹林可对退热、减轻关节炎症和恢复血沉起到较好疗效，如出现严重心肌炎伴有充血性心力衰竭时还需加用糖皮质激素。

六、风湿热容易治愈吗？会复发吗？

风湿热的多系统损害中，舞蹈病预后良好，经 4～10 周后大多数能自然痊愈，很少复发，但少数患者可遗留有神经精神症状。多发性关节炎可获痊愈。风湿热的预后主要取决于是否发展为风湿性心脏病。初次发病时心肌炎的轻重或复发的次数为决定风湿性心脏病预后的主要因素。在初发时心脏即明显受累、多次复发或并发心力衰竭者预后不佳，常发生慢性风湿性心瓣膜病。严重的心瓣膜病会导致心力衰竭，需要进行瓣膜成形术或置换术等手术治疗，因此预防风湿热的复发非常重要。

七、风湿热怎么预防呢？

在感冒和流感季节，链球菌感染很普遍。因为链球菌的感染对发病至关重要，所以预防链球菌性咽喉炎有助于预防风湿热。平时养成勤洗手的习惯，注意卫生，加强居室通风、防潮，注意保暖，尤其对人口较集中的场所应尤为注意，以避免链球菌的传播。加强体育锻炼，提高抗病能力。对风湿热多次复发患者应积极控制，首选青霉素每月肌注一次，预防风湿热复发。对慢性扁桃体炎或咽喉炎应积极处理，如药物治疗无效，可考虑手术摘除，但术前要无风湿活动，要进行青霉素预防性治疗。

第十五节 中 暑

一、什么是中暑?

中暑是指在温度或湿度较高、不透风的环境下,因体温调节中枢功能障碍或汗腺功能衰竭,以及水、电解质丢失过多,从而发生的以中枢神经和(或)心血管功能障碍为主要表现的急性疾病。

二、什么样的人容易中暑?

婴幼儿和 65 岁以上的老人;超重或患有糖尿病、心血管疾病等慢性疾病的人群;高温天气进行剧烈活动(比如体育运动、军事训练、户外活动等),即使年轻健康的人也有可能中暑;饮酒或者服用影响机体散热、减少出汗等药物(如抗组胺药物、抗胆碱药物等)的人群。

三、中暑都有什么临床表现?

暴露于高温环境时,出现大汗、四肢无力、头晕、口渴、头痛、注意力不集中、眼花、耳鸣、动作不协调等伴或不伴体温升高。随着中暑情况的加重，体温逐渐上升，出现皮肤灼热、面色潮红或脱水（如四肢湿冷、面色苍白、血压下降、脉搏增快等）症状。若患者脱离高温环境，转移到阴凉的地方，及时通风降温补充冷盐水，数小时内可以恢复。而严重中暑可导致体温明显升高，达40℃以上，神志障碍，伴多器官功能衰竭，死亡率极高。

四、什么是热射病？

热射病分为劳力性热射病和非劳力性热射病两类。

劳力性热射病多见于健康年轻人（如参加体育运动者、训练的官兵），表现为长时间暴露于高温、高湿、无风的环境中，进行高强度训练或重体力劳动一段时间后，出现发热、头痛或忽然晕倒、神志不清等。继而体温迅速升高，达40℃以上，出现谵妄、嗜睡和昏迷。患者可伴有横纹肌溶解、急性肾衰竭、急性肝损害、弥散性血管内凝血（DIC）等多脏器功能衰竭等表现，病情恶化快，病死率极高。

非劳力性热射病常发生于年老、体弱（小孩）和慢性病人群，一般发病较慢。刚开始症状不容易发现，1~2天后症状加重，出现神志模糊、谵妄、昏迷等。患者体温可高达40℃~42℃，直肠温度最高可达46℃，可有心衰、肾衰等表现。

五、气温不高也会中暑吗？

潮湿无风的环境，即使环境温度不高于 30℃ 也可能导致中暑。因为出汗可以帮助人体降温，但环境湿度高的时候，汗水的蒸发缓慢，从身体带走的热量减少，更易导致中暑。

六、中暑多汗时，大量饮水、掐人中、酒精擦拭、口服退热药或藿香正气水效果好吗？

炎热夏季，室外工作和运动导致大量出汗，同时会伴有电解质丢失，此时单纯大量饮水，会导致机体出现稀释性低钠血症，严重者可导致脑水肿昏迷。因此，应该少量多次饮水，最好服用补液盐或淡糖盐水。同时转移至阴凉的地方，采用冷水、风扇降温等物理降温手段，才是最根本、最有效的治疗手段。掐人中有可能造成气道不通畅，有潜在风险。退热药会进一步造成多汗，加剧水电解质丢失，从而加重病情。用酒精擦拭皮肤降温可造成皮肤吸收酒精，以及藿香正气水中的酒精成分，都可能加重脱水，增加中暑损伤的易感性。

七、如何预防中暑？

1.增加饮水量，注意补充盐分和矿物质。在高温天气，不论运动量大小都要增加液体摄入，不要等到觉得口渴时再饮水。同时注意盐分和矿物质的补充，防止水、电解质失衡。

2.高温天气减少户外活动时间，必须户外活动或工作时尽量避开正午前后时段，并尽量选择在阴凉处进行。如条件允许，应开启空调。使用电扇虽能暂时缓解热感，但如果气温升高到 32.2℃以上，电扇则无助于减少中暑等高温相关疾病的发生。洗冷水澡或者打开空调对人体降温更加有效。

3. 加强遮阳帽、遮阳伞等物理防晒。

4. 婴幼儿、户外工作人员、65 岁以上的老年人以及心脏病和高血压等慢性病的人群更易发生危险，应格外予以关注。

5. 寒区、温区部队进驻热区之前，或热区部队每年夏初进行高强度训练之前，为了避免中暑，应组织官兵进行热习服训练，提高对高温的耐受能力。

第十六节 冻 伤

一、什么是冻伤?

冻伤是由于寒冷潮湿作用引起的人体局部或全身损伤。轻时可造成皮肤一过性损伤,重时可致肢体感染、坏疽,引起永久性功能障碍、危及生命。一般局部冻伤更多见,常见于手、足、颜面、耳等暴露在外部位。

二、冻伤都发生在寒冷的北方地区吗?

长江流域冻疮更易高发。这里冬季湿度较大,也就是人们常说的"湿冷"。水的导热性比空气更好,这让身体更易散热。此外,长江流域地区一般没有暖气等设备,人的肢体末端和暴露部位很容易长时间处于湿冷环境中发生冻疮。

三、冻伤从轻到重都有什么表现?

按照冻伤的严重程度,通常冻伤分为四度:一度冻伤引起麻木和红斑;二度冻伤引起皮肤表面起透明或者黄色水疱,局部疼痛剧烈;三度冻伤会导致皮肤起出血性水疱,意味着损伤的部位更深，皮肤呈紫红色、感觉消失；四度冻伤坏死延伸至肌肉和骨骼，皮肤呈青灰色。

四、出现冻伤后应如何急救和治疗？

1. 迅速脱离寒冷环境，防止继续受冻；

2. 抓紧时间尽早快速复温；

3. 局部涂敷冻伤膏；

4. 改善局部微循环；

5. 抗休克，抗感染和保暖；

6. 应用内服活血化瘀等类药物；

7. 二度、三度冻伤无法确定者，按三度冻伤治疗；

8. 冻伤的手术处理，应尽量减少伤残，最大限度地保留尚有存活能力的肢体功能。

五、快速复温都有哪些方法？

快速复温可以防止进一步的冷暴露，恢复血液循环。冻伤的早期治疗包括用干燥衣物或温热的手掌覆盖受冻部位，尽快回到温暖的室内，移除湿紧的衣服鞋帽，有条件者进行水浴复温，疼痛明显时给予药物止痛治疗。水浴复温适用于各种冻伤，水浴温度应为 37℃~39℃。当皮肤红润柔滑时，表明完全解冻。禁用冰块擦拭冻僵的肢体、干热或缓慢复温，这可进一步损伤组织；对受伤部位的任何摩擦都是禁止的。

六、可以用热水、烤火或搓雪治疗冻伤吗？

热急变是诱发冻疮的原因之一。当身体长时间处于寒冷环境中时，末梢血管都在收缩，突然接触过热的热水或者烤火会使毛细血管突然放松扩张，局部血液循环立刻瘀滞，很快就会形成冻疮。

搓雪有可能导致局部组织再冻伤或皮肤破损，也不建议。

七、冬天喝酒能防冻吗？

酒精有扩张血管和加快血液循环的作用。饮酒后，身体热量会以最快的速度散发到体表，所以寒冬时饮酒后会感到温暖。但是一旦停止饮酒，由于热量散发快，人的体温会快速下降，从而感到更加寒冷。

八、如何预防冻伤呢？

个人防冻应做到"七勤""六不要"：勤进行耐寒锻炼；勤准备防寒物品；勤换鞋袜、鞋垫，尤其是"汗脚"的更应注意；勤活动手足，揉搓额面；勤用热水烫脚；勤互相督促；勤交流防冻经验。不要穿潮湿、过紧的鞋袜；不要长时间静止不动；不要在无准备时单独外出；不要赤手接触温度很低的金属物品；不要用火烤、搓雪或冷水浸泡受冻部位；不要酗酒、抽烟。

第二章　航海常见症状与处理

第一节　流鼻血怎么办

常见误区

误区一：仰头可以止鼻血

错误。头后仰后，从鼻孔流出的血量减少，给人以鼻血止住的错觉，其实鼻血经后鼻孔流出。如果血液流经咽部进入食管或胃，患者可出现恶心、呕吐等不适。如鼻出血量较大，还可能进入气管，造成呛咳或窒息。

误区二：流鼻血是小毛病，用不着去医院

错误。如果一个月内流鼻血次数很多，即使每次都可以止血，仍建议及时到医院就诊，排查病因。

小课堂

一、什么是鼻出血？

鼻出血，又称鼻衄，多由鼻腔病变引起，也可由全身疾病引起。鼻出血多为单侧，少数情况下可出现双侧鼻出血；出血量多少不一，轻者仅为涕中带血，重者可引起失血性休克，反复鼻出血可导致贫血。

二、鼻出血的常见原因有哪些？

夏季海上气温高，日辐射强，海水蒸发量大，海军官兵海上作业时，如出汗多、饮水不足，可引起鼻部黏膜干燥，导致鼻出血；也可因习惯性挖鼻孔等不良习惯，或作业过程中出现跌伤、撞伤，引起鼻黏膜机械性损伤，出现鼻出血。对于既往有鼻中隔偏曲、鼻窦炎、过敏性鼻炎等鼻部疾病的患者，鼻出血也容易发生。

除这些局部因素外，高血压、血液系统疾病、感染性疾病发热期等全身因素也可能导致鼻出血的发生。

三、鼻出血的临床表现有哪些？

鲜血从一侧或两侧鼻孔流出，或经后鼻孔至咽部经口吐出。量可多可少，可间歇反复出血，亦可持续性出血。颜色可鲜红或暗红，可凝成血块。

高血压患者可有血压升高、头昏、头胀的感觉；血液病患者常伴有皮肤出血点、牙龈出血、黑便等其他出血表现。如鼻出血量大，可引发贫血、虚脱或休克，表现为面色苍白、出冷汗、脉搏细速、血压降低。

四、鼻出血如何居家处理?

1. 鼻涕带血：鼻腔干燥或挖鼻孔都会造成鼻黏膜毛细血管破裂，这种鼻出血治疗较简单，避免用力擤鼻、挖鼻，可以用1%薄荷石蜡油、链霉素石蜡油或红霉素软膏滴鼻或涂抹鼻腔。

2. 少量流血，可以止住：此时多数是一侧鼻孔出血，可用手指捏紧双侧鼻翼或将出血侧鼻翼压向鼻中隔10～15分钟，或鼻孔内填塞小的棉球压迫5～10分钟，同时用冷毛巾冷敷前额和鼻部，就可止血。只要不是反复流血，就不必担心。

3. 指压法无法止血：可使用局部止血药物止血，如消毒棉球浸以1%肾上腺素、1%麻黄素或凝血酶，紧塞鼻腔数分钟至数小时，以达止血目的。

4. 反复流血、流血不止或大量出血：应及时至医院耳鼻喉科或急诊进行进一步检查治疗。不要惊慌失措，可以先冷敷前额和鼻部，如果患者很虚弱，可让患者侧卧或俯卧，防止呛咳或出现恶心、呕吐。

5. 经常发生少量鼻出血：应去医院排查全身性疾病。

知识拓展

一、鼻出血就医后的相关检查

1.鼻前庭检查：快速判断出血部位。

2.血常规、凝血功能：血常规检查对出血量大、疑似血液病的患者至关重要。抗凝药物和疑似凝血功能异常的患者需要检查凝血功能。

3.电子鼻咽镜检查：如出血发生在鼻中隔偏曲后方、鼻中隔后缘、中鼻甲后方、下鼻甲前后端及鼻底、鼻壁，可借助鼻内镜发现确切的出血部位。

二、鼻出血就医后的处理

鼻出血属于急症，治疗时应首先维持生命体征，尽可能迅速止血，并对因治疗。

1.一般处理：对紧张、恐惧的患者和家属进行安慰，使之镇静，以免患者因精神因素引起血压升高，使出血加剧，并及时测血压、脉搏，必要时予以补液，维持生命体征平稳。

2.鼻腔止血：依出血程度、出血部位等选择药物止血、烧灼止血、鼻孔填塞术、经鼻内镜止血、动脉栓塞、血管结扎术或鼻中隔手术等。

3.全身治疗：寻找出血病因，进行病因治疗。对鼻出血患者都应进行出血量的评估，根据失血量多少予以补液、输血治疗。

小贴士

日常生活中如何预防鼻出血？

1.摒弃抠鼻、用力擤鼻涕及拔鼻毛等不良习惯；

2.饮食均衡，多吃蔬菜、水果及富含矿物质及微量元素的事物；

3.改善室内空气湿度，鼻内可每日滴几次生理盐水、油性滴剂等，增加鼻黏膜的湿润度；

4.戒烟限酒，忌食辛辣食物，多饮水，保持大便通畅；

5.预防呼吸道急性感染性疾病，避免感冒、肺炎等。

第二节 耳朵嗡嗡响是怎么回事

常见误区

误区一：耳鸣经过治疗就能完全消失

不一定。耳鸣的产生原因非常复杂，大多数耳鸣通过及时的诊治和用药可以完全消失。但对于一年以上的慢性耳鸣患者，国际公认的治愈标准有所不同，并不追求耳鸣完全消失，只要不影响情绪、不影响睡眠、不影响生活，也视为治愈。

误区二：耳鸣有特效药吗？

没有。目前没有任何药物能够立竿见影地使所有耳鸣停止。所以，不要相信某些广告上的"特效药"。

小课堂

一、什么是耳鸣？

耳鸣是指周围环境中无相应的外界声源或电刺激而自觉耳

中鸣响的感觉。

二、引起耳鸣的常见原因有哪些？

船舶在海上航行作业时，轮机、发电机、电子装备等各种机械设备不停运转，训练中武器发射气爆音，平时装备检修过程中，都会产生大量的噪声。长期暴露于噪声环境中，可导致听力下降和耳鸣产生；航海过程中，作息不规律，情绪紧张或疲劳等情况下，会加重耳鸣症状；重感冒或鼻窦炎引起的鼻塞，可以在中耳产生异常压力，引起耳鸣；在潜水、跳水等情况下，由于水压的剧烈和快速变化，引起的急性气压伤，也可能损害中耳、内耳，引起耳鸣。

此外，耳垢过多引起耳道堵塞时、使用耳毒性药物后、老年人听觉神经系统功能老化、心理精神因素，都会导致耳鸣。

知识拓展

一、耳鸣就医后的相关检查

1. 外耳道、鼓膜检查：评估外耳道有无耳垢堵塞、鼓膜有无穿孔、炎症、异物。

2. 依据不同的耳鸣分类和分级：专科医生会选择电测听、声导纳、听觉脑干诱发电位、耳声发射、屏蔽实验、利多卡因实验、头颅 CT 或 MRI 检查或正电子发射断层等，明确病因，评估病情，制订治疗方案。

二、耳鸣就医后的处理

耳鸣的临床处理最为关键的是要尽量明确并治疗原发病，如颈椎病引起的耳鸣，有 70% 的患者耳鸣可缓解。但临床上更多的情况是无法找到明确病因。在耳鸣出现早期，医生会给予扩血管、改善微循环、营养神经或激素等治疗。如耳鸣伴有明显听力下降，应尽早佩戴助听器。如发展为慢性耳鸣，需要学会应对耳鸣的适应方法，尽量减轻对生活质量的影响。对于常规方法无效的患者，可以考虑进行人工耳蜗置入或磁场治疗。按摩和针灸耳部穴位对缓解耳鸣也有一定的作用。

小贴士

一、日常生活中有哪些方法可以提高对耳鸣的适应？

1. 大多数耳鸣的特点是在安静的情况下，特别是夜间耳鸣加重，白天主要是环境噪声起到了掩蔽的作用。因此，耳鸣患者要尽量回避安静的环境，适当制作背景噪声如轻音乐、鱼缸水流的声音等。

2. 遵医嘱进行耳鸣的习服治疗，学会分散注意力的技巧和放松方法，从而改变自身对耳鸣的心理反应。

3. 对伴有听力下降、佩戴助听器的耳鸣患者，可以进行特殊编程，把环境噪声放大，起到屏蔽耳鸣的作用。

二、如何预防耳鸣？

1. 远离噪声。噪声可以损伤人的听力系统，导致短期耳鸣，或者永久性的听力损伤。应当远离噪声，或者采取适当的防护措施，隔离噪声。

2. 当服用某些药物后，出现耳鸣症状的，要及时与医生沟通咨询，必要时停药。

3. 耳垢过多过厚时，不要自己用棉签处理，应当让医生帮助清理。

4. 经常监测血压，防止血压过高或者过低。

5. 保证足够的睡眠。睡眠障碍或者睡眠时间不足，可能会诱发耳鸣，失眠和耳鸣还会互为恶性循环，应当重视睡眠健康。

6. 抑郁、焦虑的负面情绪，会诱发耳鸣，或者加重原有的耳鸣。可通过心理医生的帮助，控制住负面的情绪。

第三节　头痛怎么办

常见误区

误区一：头痛很常见，忍一忍就过去了

错误。头痛是常发的身体不适症状，压力、外伤、疲劳、过度饮酒等都会引起头痛。轻微的头痛可以自行缓解，有些头痛则是严重疾病的征兆，应引起重视，需立即就医。

误区二：偏头痛治不好，只能吃药缓解

不一定。很多偏头痛患者都认为偏头痛是无法根治的，只能吃一些止痛药物暂时缓解疼痛，过后偏头痛还是会再次发作。长期频繁口服止痛药物还会造成胃黏膜损伤等不良反应，增加患者痛苦。对于血管神经压迫所致偏头痛患者，可通过微创的显微血管减压手术来治疗，解除局部血管及周围组织对眶上神经、耳颞神经及枕大神经的压迫。手术仅需局麻，时间一小时左右，头皮切口仅 2～5 厘米，且多在发际内，术后有头发遮盖，也不用为美观担心。患者在术中痛苦少，术后并发症少，是目前治疗顽固性偏头痛的有效方法。

小课堂

一、什么是头痛?

通常将局限于头颅上半部，包括眉弓、耳轮上缘和枕外隆突连线以上部位的疼痛统称为头痛。头痛主要表现为全头或局部的胀痛或钝痛、搏动性疼痛、头重感、戴帽感或勒紧感等，同时可伴有恶心、呕吐、眩晕和视力障碍等。

二、头痛的病因有哪些?

头痛的病因很多。一般按有无基础病变分为原发性头痛和继发性头痛。原发性头痛是指无器质性病因的功能性头痛；继发性头痛则由器质性疾病引起，是某种疾病的一种症状。

1. 常见病因

（1）原发性头痛：偏头痛、紧张性头痛、丛集性头痛。

（2）继发性头痛：上呼吸道感染、高血压、脑血管病变等。

2. 少见病因

三叉神经痛、脑肿瘤、颅内感染、颅脑外伤、颈源性头痛、药源性头痛等。

远洋航行时，作息不规律、精神紧张、晕船，都会导致偏头痛或紧张性头痛的发生。夏季天气炎热，甲板作业时容易脱水，冬季天气寒冷，海上风力大，吹风后头部血管收缩，也是头痛的常见诱因。船上各种油漆、柴油、汽油挥发，通风不足时，舱室内作业时间过长，也会出现头痛不适。夏训时，长时间游泳体力流失过大、换气不足缺氧、泳帽松紧度不合适，也容易出现头痛症状。

三、头痛都有哪些常见表现？

1. 偏头痛：多发生于 20～40 岁的女性，因劳累、进食巧克力或酒类、睡眠不足或过多、情绪因素和月经等诱发，头痛多为单侧的搏动性跳痛，较剧烈，可持续 4～72 小时，可伴恶心、呕吐、畏光和畏声，可因步行、上下楼等日常活动加重。

2. 紧张性头痛：中年以上易发，因劳累、紧张、情绪障碍、头颈部肌肉紧张、口腭部机能异常等诱发，多为双侧或全头痛，为轻中度的压迫感或紧缩感，持续 30 分钟到 7 天不等。

3. 丛集性头痛：30～50 岁男性多见，因饮酒、摄入巧克力或牛奶、服用硝酸甘油等血管扩张剂、体温升高等诱发，多为重度的单侧刀割样或锥刺样搏动性头痛，每次 15～180 分钟，每日发作 1 次或数次，可伴同侧结膜充血、流泪、流涕、眼睑水肿、额面部出汗、瞳孔缩小或眼睑下垂、烦躁不安。

4. 脑血管病变（如脑出血、脑梗死）：起病急，多伴有不同程度的意识障碍和脑局部损害定位体征，如偏瘫、偏身感觉障碍、失语等。

5.头面部神经痛（如三叉神经痛）：电击样或火烙样剧痛，每次持续数秒或数十秒，有原发性和继发性之分。

6.急性上呼吸道感染：病毒或细菌感染引起，除头痛外，可伴有头晕、鼻塞、流涕、咳嗽、发热、全身酸痛等症状。

7.高血压：常伴有头晕、头痛、颈项板紧、心悸、疲劳、血压升高等症状。

8.急性青光眼：头痛剧烈，并有眼痛、结膜充血、视力障碍和眼压增高。

知识拓展

一、头痛就医后的相关检查

头痛病因复杂，头痛就医后，医生会重点询问头痛的起病方式、发作频率、持续时间，部位、性质、疼痛程度以及有无前驱症状、有无明确的诱发因素、头痛加重和减轻的因素。而后进行相关化验、检查。

1.血常规、血生化：了解有无感染、代谢紊乱等。

2.脑脊液检查：对颅内感染、蛛网膜下腔出血、自身免疫性脑炎的诊断有重要意义。

3.脑电图检查：对部分头痛性癫痫有诊断意义。

4.头颅CT、头颅磁共振（MRI）：用于各种颅内出血、肿瘤等病变的诊断和鉴别。

5.脑血管造影（DSA）：主要用于怀疑有脑血管畸形、颅内动脉瘤、脑血管狭窄者。

6.颈椎 X 线、CT 或 MRI：排除颈源性头痛。

7.眼科检查：排除青光眼等引起头痛的眼科疾病。

二、头痛就医后的相关处理

（一）止痛药

1.非甾体消炎药：具有疗效确切、无成瘾性等特点，是头痛患者最常使用的止痛药，这类药物包括阿司匹林、布洛芬、对乙酰氨基酚、消炎痛（吲哚美辛）、保泰松、罗非昔布、塞来昔布等。但长期服用该类药物易造成胃黏膜损伤，需引起重视。

2.中枢性止痛药：以曲马多为代表的中枢性止痛药，属于二类精神药品，为非麻醉性止痛药，止痛作用比较强，主要用于中、重度头痛和各种术后及癌性头痛。

3.麻醉性止痛药：以吗啡、杜冷丁（哌替啶）等阿片类药物为代表，止痛作用强，但具有成瘾性，这类药物常用于晚期癌症患者。

4.中药复方头痛止痛药：这类药物对于缓解和预防头痛有一定的帮助。

（二）曲普坦类药

包括舒马曲普坦、佐米曲普坦，主要用于治疗各种类型的偏头痛。

（三）抗癫痫药

部分抗癫痫药被用于治疗三叉神经痛，如加巴喷丁、普瑞巴林和卡马西平。

（四）非药物物理治疗

包括磁疗法、局部冷（热）敷、吸氧等。对慢性头痛反复发作者应给予适当的治疗，以控制头痛的频繁发作。

（五）避免或消除诱发因素，积极寻找治疗原发病

如颅内感染给予抗感染治疗，颅内高压患者需脱水降颅压，颅内肿瘤患者需手术切除，等等。

小贴士

生活中如何预防偏头痛发作？

日常生活中，作息规律，避免熬夜晚睡、长期用眼，减少巧克力、咖啡、冷饮、酒精摄入，远离奶酪、熏鱼等酪胺酸类食物（易造成血管痉挛诱发头痛），洗头发后及时吹干或擦干，风大的时候戴帽子，饮食上清淡易消化，多运动，尤其有氧运动，均有助于减少偏头痛的发作频率。偏头痛发作时，可以进行热敷、头部按摩、穴位艾灸（百会穴、风池穴等）、热水泡脚等，起到缓解疼痛的效果。

第四节 反复出现口腔溃疡该怎么办

常见误区

误区一：口腔溃疡就是上火了

不一定。并不是所有的口腔溃疡都是由上火而导致的。抵抗力下降、激素的改变或者是维生素缺乏，都有可能引起口腔溃疡，所以不能简单地归结为上火。

误区二：吃点儿抗生素口腔溃疡好得快

错误。口腔溃疡是炎症反应，但不是细菌感染所导致的，因此吃再多以抑制或杀灭细菌为特点的抗生素也没用。

小课堂

一、什么是口腔溃疡？

口腔溃疡，俗称"口疮"，是发生在口腔黏膜局部的溃疡性损伤，疼痛感明显。多数患者在 1～2 周内自行痊愈。

二、口腔溃疡的病因有哪些?

遗传因素、饮食因素、免疫因素、局部创伤、精神因素、系统性疾病均可诱发口腔溃疡,且具有明显的个体差异。

海上常处于高温、高湿环境,训练强度大,作息不规律,精神紧张,人体出汗多、食欲降低、新陈代谢旺盛,出航过程中饮食结构受限,都会造成锌、铁、叶酸、维生素 B 等微量元素相对缺乏,抵抗力下降,增加口腔溃疡发病的可能。

知识拓展

一般口腔溃疡在 1 周左右便可自行愈合。如反复发作、病程持续时间过长、口腔溃疡个数较多、溃疡面过大,应及时到医院就诊。

一、口腔溃疡就医后的相关检查

1. 口腔视诊,判断溃疡类型及程度。

2. 检查有无皮肤病损、外阴病损、眼部病损,及其他相关全身疾病。

3. 口腔溃疡无特殊的化验,可依病情完善血常规、叶酸、维生素 B_{12} 水平、梅毒血清学、结核分枝杆菌等化验。

4. 对于大而深且长期不愈合的溃疡,需做黏膜活检排除癌性溃疡可能。

二、口腔溃疡就医后的处理

1. 积极寻找并去除诱因：劳累者加强休息，维生素缺乏症者补充相应维生素，精神紧张者加强心理疏导。

2. 局部药物治疗：消毒含漱液、口腔贴片，以及止痛、促进黏膜愈合等药物。

3. 全身用药：激素、免疫调节剂、生物制剂等，适用于系统性疾病导致的口腔溃疡患者，需遵医嘱使用。

小贴士

预防口腔溃疡的方法有哪些？

1. 营养均衡，避免偏食，饮食清淡，少食辛辣食物，规律进餐。

2. 起居规律，保证充足睡眠，避免过度劳累。

3. 保持乐观精神，避免焦虑情绪。

4. 改掉刷牙用力过猛、咬唇、咬舌、咬颊等不良习惯，勿食硬性食物（油炸、膨化食品）和过烫食物，防止对黏膜造成创伤。

5. 长期保持口腔卫生，养成早晚刷牙、饭后漱口的好习惯。

6. 适当参加体育锻炼，增强体质，增加抵抗力。

第五节　总是咳嗽是怎么回事

常见误区

误区一：咳嗽久了会咳成肺炎

错误。咳嗽本身不会引起肺炎。咳嗽只是一种症状，可由多种原因导致，如鼻窦炎、哮喘、气道异物、支气管炎等。咳嗽本身是一种保护性反射，通过咳嗽可以将痰液排出，它本身不是疾病，也不会引起其他疾病。缓解咳嗽的关键在于查找诱因并对因治疗，它本身不会增加肺炎发生的概率。

误区二：打吊针或吃点抗生素咳嗽好得快

不一定。急性咳嗽多数是病毒性感冒引起的，一般不需要使用抗生素，即使使用对病毒也是无效的，根据症状对症治疗即可。亚急性咳嗽多是由非特异性炎症导致的气道黏膜水肿，也不需要抗菌药物。只有当医生怀疑合并细菌、支原体、衣原体感染的时候，才需要使用抗生素抗感染治疗。在咳嗽不严重的情况下不建议输液。

小课堂

一、什么是咳嗽？

咳嗽是一种重要的反射，对机体具有保护性作用，可清除气道内的分泌物或异物，防止人们将异物吸入气道和肺部。偶尔咳嗽属于正常情况，咳嗽时用力呼气，支气管平滑肌收缩，通过气管、支气管黏膜上皮细胞的纤毛运动，将气道内痰液排出。但有时咳嗽是某些疾病的一种症状，剧烈而持久的咳嗽可能会导致患者胸壁软组织损伤、肋骨骨折、气胸等，某些患者还可能出现咳嗽性晕厥。

二、咳嗽的病因有哪些？

各种呼吸道疾病均会引起咳嗽，如感冒、咽炎、肺炎、肺结核、哮喘、肺癌等。此外，多种药物也有可能有引发咳嗽的副作用，临床上以降压药最为常见。如咳嗽伴随反酸、嗳气、胸骨后烧灼感等症状，或餐后咳嗽加重，还需考虑胃食管反流引起的咳嗽。

环境因素或职业因素暴露也是咳嗽的原因之一。呼吸道疾病在舰艇出海过程中非常常见。海上昼夜温差较大，官兵进行作业的舰艇舱面和舱内多数机房是高温环境，而舱室、宿舍又是密闭的空调低温环境，每日都处于冷热不断交替的环境中，加之人员密度高，出海带来的身体疲劳、睡眠障碍和抵抗力下降，极易引发呼吸道疾病，出现咳嗽。而且，船上具有刺激性气味的化学物品较多，如柴油、汽油、油漆等，长期接触，也会出现咳嗽症状。

三、感冒好了为什么还一直咳嗽？

感冒时，呼吸道黏膜受损，产生的分泌物和炎性物质作用于气道感觉末梢引起咳嗽。感冒好转后，受损的呼吸道黏膜愈合需要一定时间，这种情况常持续 2～4 周后才能恢复正常，这也是很多人明明感冒好转但仍持续咳嗽的原因。

四、只有咳嗽症状也有可能是哮喘吗？

哮喘是成人持续性咳嗽的第二大病因，是儿童持续性咳嗽最常见的病因。典型哮喘引起的咳嗽，常伴有阵发性喘鸣和呼吸困难。但咳嗽变异性哮喘是一种特殊类型的哮喘，咳嗽可为唯一的临床表现，无明显喘息、气促等症状或体征，但有气道高反应性，主要临床表现为刺激性干咳，通常咳嗽比较剧烈，夜间咳嗽是其重要特征。感冒、冷空气、灰尘、油烟等容易诱发或加重咳嗽。肺通气功能和气道高反应性检查，是诊断咳嗽变异性哮喘的关键方法。治疗上与典型哮喘相同，推荐使用吸入糖皮质激素和支气管扩张剂的复方制剂，如布地奈德／福莫特罗、沙美特罗／氟替卡松。治疗时间至少 8 周以上，部分患者需长期治疗。

五、为什么胃食管反流会引起咳嗽？

胃食管反流引起的咳嗽也是慢性咳嗽的常见病因，发病机制尚不明确，部分学者认为胃酸和其他胃内容物反流进入食管，通过特殊的神经反射，会导致咳嗽的出现。大部分患者同时可伴反酸、胸骨后烧灼感及嗳气等典型反流症状。本病治疗重点在于调整生活方式，体重超重患者应减肥，避免过饱和睡前进食，避免进食酸性、辛辣和油腻食物，避免饮用咖啡、酸性饮料及吸烟，避免剧烈运动，药物上可以使用抑酸剂和促胃动力药。

知识拓展

仅有咳嗽，一般情况下可以先观察，但如有以下情况，需及时就医：咳嗽同时出现呼吸困难、发热、胸痛、体重减轻或咳血、咳脓痰；咳嗽剧烈，甚至引发呕吐；咳嗽加重或持续时间长；等等。

一、咳嗽就医后的相关检查

1. 血常规：白细胞、中性粒细胞增高提示细菌感染，嗜酸性粒细胞增高提示变应性疾病。

2. X 线胸片 / 胸部 CT：了解肺部有无肿块、炎症，心影有无扩大，等等。

3. 肺功能检查：可早期检出哮喘等肺、气道病变，评估病情的严重程度及预后，诊断病变部位。

4. 过敏试验：过敏原皮试和血清 IgE 测定有助于诊断变应性疾病、确定过敏原类型。

5. 痰液涂片及培养：适用于伴咳痰的咳嗽患者，痰液培养出致病菌后，可明确病因并指导用药。

6. 支气管镜检查：对于不明原因的慢性咳嗽患者，支气管镜可以及早发现支气管内膜结核，弥补其他影像检查的不足，迅速准确地发现支气管异物。

7. 24 小时食管 pH 多通道阻抗值监测：明确是否有胃食管反流。

二、咳嗽就医后的相关处理

当呼吸道黏膜受到炎症、异物、分泌物或过敏性因素等刺激时，会反射性地引起咳嗽，促进分泌物或异物的排出。因此，在治疗咳嗽时，不应只局限于止咳，而应找出引起咳嗽的病因，在治疗病因的基础上，选择恰当的止咳、化痰药。

小贴士

怎样预防咳嗽？

绝大部分咳嗽由呼吸道疾病引起，因此预防呼吸道疾病是预防咳嗽的关键。

1. 戒烟，加强锻炼，多进行户外活动，提高机体抗病能力。

2. 气候转变时及时增减衣服，适当调节空调温度，防止过冷或过热。

3. 呼吸道疾病流行阶段，注意佩戴口罩，勤洗手，减少感染机会。

4. 经常开窗，流通新鲜空气。

5. 及时接受预防注射，减少传染病发生。

6. 如果有过敏史，应当尽量避免接触过敏原，如花粉、粉尘、动物或霉菌等。

7. 多饮水，保持咽喉部黏膜湿润，减少病原体入侵。饮食上避免食用辛辣刺激性食物。

第六节　突然心慌怎么办

常见误区

误区一：心慌一定是心脏病

不一定。心慌就是我们常说的心悸。有心悸症状并不表示一定患有心脏病，但心脏病患者的心悸发生率确实比正常人高。心悸也可由系统性疾病，如甲状腺功能亢进、精神心理疾病、药物等引起。

误区二：总是心慌，先去药店买点药吃

不可以。产生心悸的病因很多，用药也不尽相同，有时甚至完全相反。治疗心悸的药物大多是抗心律失常药物，多数抗心律失常药物都是通过直接影响心肌细胞的自律性、兴奋性和传导性而起到治疗作用的，如果应用不当甚至会诱发或加重心律失常。应由专业医生提供治疗方案，不能凭自己的经验用药。

小课堂

一、什么是心悸？

心悸是一种自觉心脏跳动的不适感或心慌感，指感觉到心脏强有力、快速或不规则跳动并令人不适。每个人对心悸的感受及描述都不一样，可能是胸中强烈的漏跳感、颤动感、重击感或快速扑动感，也可能是不得不咳嗽或窒息的感觉。

二、心悸的常见原因有哪些？

引起心悸的原因，包括生理性和病理性两个方面。

1. 生理性原因：普通人在剧烈运动、精神高度紧张、大量烟酒或浓茶的刺激，或者服用某些药物如阿托品、氨茶碱后都有可能发生心悸不适，这些不适都会随着诱因的去除而消失。

2. 病理性原因：各种心脏疾病均会出现心脏搏动增强或心律失常，从而感到心悸，如心动过速、心动过缓、期前收缩、心房颤动或扑动、房室传导阻滞、病态窦房结综合征、预激综合征。心外疾病如贫血、高热、肺结核、甲状腺功能亢进、缺氧、低血糖及低血压，也会引起心悸。此外，更年期综合征、心脏神经症或自主神经功能紊乱也常以心悸为突出表现，与精神因素有关，情绪激动时发作，多见于青壮年女性。

知识拓展

一般情况下仅有短暂心悸可以先观察，但伴有以下情况需要及时就医：胸部挤压感或胸痛，背部、颈部、下颌、手臂不适或疼痛，头晕，眼前发黑，突然出冷汗，呼吸困难，单侧或双侧手臂乏力或麻木，思维迟钝，意识障碍，说话困难，严重头痛，一只或两只眼睛看不见，等等。

一、心悸就医后的相关检查

所有心悸患者就医，医生都需要通过详细的病史询问、体格检查，来初步判断病情。在此基础上，根据需要选择以下检查。

1. 心电图和 24 小时动态心电图：心悸发作时行心电图检查可明确心律失常种类。如心悸发作时间短，心电图难抓到，可选择 24 小时动态心电图，连续监测心率变化。

2. 血常规：了解有无贫血，排除贫血引起心动过速的可能。

3. 血生化：包括肝功、肾功、电解质水平，排除肝肾功能异常、电解质紊乱引起的心悸。

4. 甲状腺功能：包括 T3、T4、TSH 等，排除甲亢引起的心悸。

5. 心脏电生理检查：明确心律失常的诊断，同时还能指导药物和导管消融治疗。

6.其他检查：如心脏彩超、冠状动脉 CTA 或冠状动脉造影检查，排除心脏瓣膜病变、冠心病等可能。

二、心悸就医后的相关处理

（一）非药物治疗

1.反射性兴奋迷走神经：包括压迫眼球、按摩颈动脉窦、捏鼻用力呼气和屏气，可反射性兴奋迷走神经，终止阵发性室上性心动过速，可在药物治疗前或同时采用。

2.电复律、电除颤：分别用于终止异位快速心律失常发作和心室扑动、心室颤动。

（二）抗心律失常药物

这类药物很多，作用原理不同，包括胺碘酮、美托洛尔、美西律、维拉帕米、阿托品等，依据心律失常种类及程度遵医嘱选用。

（三）手术治疗

1.心脏起搏器：多用于治疗窦房结功能障碍、房室传导阻滞等缓慢性心律失常。

2.射频导管消融术：可以根治多种心动过速，如阵发性室上心动过速、预激综合征、房颤等。

3.外科手术：主要适用于合并其他心脏疾病的心律失常患者，如心脏搭桥术、先天性心脏病手术、瓣膜置换术等。

4.纠正诱因：若为贫血引起的心悸，则应该纠正贫血；若为甲亢引起的心悸，可采取抗甲亢药物治疗（丙硫氧嘧啶、甲巯咪唑等）或手术治疗（甲状腺大部切除术）或放射碘治疗。

小贴士

心悸发作时需要注意什么？

如偶发心悸，且时间只有几秒钟，则不必在意。

心悸频发者应及时就诊，明确病因，并随身准备医生嘱咐的药物。平时生活作息要规律，保持精神乐观，情绪稳定。应避免烟酒、咖啡、浓茶、剧烈运动、惊恐刺激及忧思恼怒等情绪波动。注意总结自己起病的诱发因素、心悸的持续时间和发作的频率。家中可备血压计，方便发作时监测血压和脉搏。

如果突然出现心悸症状，并伴有胸闷、胸痛、呼吸急促等不适，切记保持情绪稳定，安静休息，呼叫舰艇军医或拨打120急救。

第七节 肚子痛怎么办

常见误区

误区一：肚子痛肯定是腹部器官出了问题

不一定。腹痛是临床上最常见的症状，绝大多数情况是由于腹腔内脏器或腹壁疾病所致，少数可因胸腔内脏器和全身病变引起，如心肌梗死或心绞痛、带状疱疹、过敏性紫癜等。

误区二：肚子痛越厉害说明病情越重，肚子痛减轻说明病情好转了

错误。腹部装满重要器官，其中很多器官都是中空的袋状组织（像胃、肠、胆囊等）。任何一个器官出现炎症、缺血都会引发腹痛，腹痛突然减轻不一定是病情减轻的标志，有时反而是病情加重或脏器穿孔，如阑尾发炎肿胀时阑尾腔内处于高压状态，疼痛较为剧烈，阑尾穿孔后腔内容物向腹腔引流，腔内压力突然降低，腹痛就可能突然减轻，但腹腔感染会导致全身症状加重。

误区三：肚子痛是常有的事儿，忍忍就过去了

错误。肚子痛可能与很多因素有关，不同部位的疼痛及程度也说明身体不同的部位出现问题。因此，肚子痛的确可大可小。轻微的食物中毒引起的急性腹痛，腹泻几次症状就会消失。但有些骤然起病、疼痛剧烈的腹痛则属于急症、重症，应立即就医，不能耽搁。

误区四：肚子突然痛得厉害，先吃点止痛药再去医院

错误。急性腹痛者，在未明确诊断前，不能给予强效镇痛药，更不能给予吗啡或哌替啶（杜冷丁）等麻醉性镇痛药，以免掩盖病情或贻误诊断。只有当诊断初步确立后，才能应用镇痛药或解痉药，缓解患者的痛苦。

小课堂

一、什么是腹痛？

腹痛指从肋骨以下到腹股沟以上部分的疼痛，是临床上常见的症状。多由腹内组织或器官受到某种强烈刺激或损伤所致，也可由胸部疾病及全身性疾病所致。

二、腹痛的常见原因有哪些？

人的腹部位于骨盆和胸部之间，有着各种各样的器官，分

别属于消化系统、泌尿、生殖系统等，包括肝脏、胆囊、胰腺、脾脏、胃、肠、肾脏、膀胱、输尿管，女性还有子宫、卵巢、输卵管，男性还有精索。这些器官中的任何一个发生病变，都会出现肚子疼，也就是腹痛。

常见的急性腹痛的病因如下。

1. 急性内脏炎症：如急性胃肠炎、急性胰腺炎、急性胆囊炎、急性阑尾炎等。

2. 急性内脏穿孔或破裂：如胃溃疡穿孔、胆囊炎穿孔、肝脾破裂、宫外孕破裂等。

3. 急性内脏梗阻或扭转：急性肠梗阻、胆结石、输尿管结石、胆囊扭转等。

4. 急性内脏血管病变：肠系膜动脉栓塞、脾梗死、肾梗死、夹层动脉瘤等。

常见的慢性腹痛的病因如下。

1. 慢性内脏炎症或溃疡：胃溃疡、十二指肠溃疡、慢性胆囊炎、克罗恩病。

2. 肿瘤：胃癌、结肠癌、肝癌、胆管癌、肾癌、膀胱癌、卵巢癌。

3. 内脏血管病变：肠系膜动脉硬化、腹主动脉瘤等。

4. 内脏功能紊乱：肠易激综合征、胆道运动功能障碍。

腹外病变如下。

1. 胸腔疾病：急性心肌梗死、食管反流、肋间神经痛。

2.全身性疾病：过敏性紫癜、系统性红斑狼疮、白血病、淋巴瘤、带状疱疹等。

长远航中出现腹痛的官兵不在少数。随舰远航时，由于海洋气候特点、大风浪、舱室噪声、地区时差、值更执勤和饮食结构差异等因素，容易引起胃肠功能紊乱和泌尿系统结石，出现功能性消化不良、急性胃肠炎、胆囊炎、消化性溃疡、输尿管结石等，最终导致腹痛高发。

三、腹痛发作都有哪些表现？

1.急性胃肠炎：腹痛以上腹部与脐周为主，常呈持续性急痛伴阵发性加剧。常伴恶心、呕吐、腹泻，亦可有发热。体格检查时可发现上腹部或及脐周有压痛，多无肌紧张，更无反跳痛，肠鸣音稍亢进。结合发病前可有不洁饮食史不难诊断。

2.胃溃疡、十二指肠溃疡：好发于中青年人群，腹痛以中上腹部为主，大多为持续性腹痛，多在空腹时发作，进食或口服抑酸剂可以缓解。体格检查可有中上腹压痛，但无肌紧张、反跳痛。频繁发作时可伴粪便隐血试验阳性。若原有胃、十二指肠溃疡病史或有类似症状，突然发生中上腹部烈痛、如刀割样，并迅速扩展至全腹，检查时全腹压痛，腹肌紧张，呈"板样强直"，有反跳痛、肠鸣音消失，出现气腹和移动性浊音，肝浊音区缩小或消失则提示为胃、十二指肠穿孔。腹部 X 线平片证实膈下有游离气体、腹腔穿刺得炎性渗液可以确定诊断。

3.急性阑尾炎：大多数患者起病时先感中腹持续性隐痛，数小时后转移至右下腹，呈持续性隐痛，伴阵发性加剧。亦有少数患者起病时即感右下腹痛。可伴发热与恶心。检查可在麦氏点有压痛，并可有肌紧张，是阑尾炎的典型体征。若急性阑尾炎未获及时诊断、处理，1~2日后右下腹部呈持续性疼痛，麦氏点周围压痛、肌紧张及反跳痛明显，白细胞总数及中性粒细胞显著增高，则可能已成坏疽性阑尾炎。若在右下腹扪及边缘模糊的肿块，则已形成阑尾包块。

4.胆囊炎、胆结石：好发于中老年妇女。慢性胆囊炎者常感右上腹部隐痛、进食脂肪餐后加剧，并向右肩部放射。急性胆囊炎常在高脂饮食后发作，呈右上腹持续性剧痛、向右肩部放射，多伴有发热、恶心呕吐。患胆石症者多同时伴有慢性胆囊炎。胆石进入胆囊管或在胆管中移动时可引起右上腹阵发性绞痛，可向右肩背部放射，亦常伴恶心。体格检查时在右上腹有明显压痛和肌紧张，Murphy征阳性是胆囊炎的特征。急性胆囊炎发作时白细胞总数及中性粒细胞明显增高。超声检查与X线检查可以确诊。

5.急性胰腺炎：多在饱餐后突然发作，中上腹持续性剧痛，常伴恶心、呕吐及发热。上腹部深压痛、肌紧张及反跳痛不甚明显。血清淀粉酶明显增高可以确诊本病。不过血清淀粉酶常在发病后6~8小时增高，故发病初期如若血清淀粉酶不高不能排除此病的可能。如若腹痛扩展至全腹，并迅速出现休克症状，检查发现满腹压痛，并有肌紧张及反跳痛，甚至发现腹水及脐周、腹侧皮肤斑，则提示为出血坏死性胰腺炎。此时血淀粉酶或明显增高或反不增高。X线平片检查可见胃与小肠充分扩张而结肠多不含气而塌陷，CT检查可见胰腺肿大、周围脂肪层消失。

6.肠梗阻：肠梗阻可见于各种年龄的患者，儿童以蛔虫症、肠套叠等引起的为多。成人以疝或肠粘连引起的多，老人则可由结肠癌等引起。肠梗阻的疼痛多在脐周，呈阵发性绞痛，伴呕吐与停止排便排气。体征检查时可见肠型、腹部压痛明显，肠鸣音亢进，甚至可闻气过水声。如若腹痛呈持续性疼痛伴阵发性加剧，腹部压痛明显伴肌紧张及反跳痛，或发现腹水，并迅速呈现休克者则提示为绞窄性肠梗阻。X线平片检查，若发现肠腔充气，并有多数液平时肠梗阻的诊断即可确立。

7.输尿管结石：腹痛常突然发生，多在左或右侧腹部呈阵发性绞痛，并向会阴部放射。腹部压痛不明显。疼痛发作时可见血尿为本病的特征，腹部X线检查、静脉肾盂造影等可以明确诊断。

8.急性心肌梗死：多见于中老年人，梗死的部位如靠近膈肌侧，尤其梗死面积较大者多有上腹部痛。疼痛多在劳累、紧张或饱餐后突然发作，呈持续性绞痛，并向左肩或双臂内侧部位放射。常伴恶心，可有休克。体格检查时上腹部或有轻度压痛、无肌紧张和反跳痛，但心脏听诊多有心律失常。心电图和心肌酶谱可以确诊本病。

知识拓展

一、腹痛就医后的相关检查

接诊腹痛患者后，医生会通过详细的病史询问和体格检查，来总结腹痛的部位、放射痛部位、疼痛程度、伴随症状、疼痛性质和疼痛节律，初步判断病情。在此基础上，根据需要选择如下检查。

1. 血常规、尿常规、粪常规：血白细胞总数及中性粒细胞增高提示炎症病变，基本上是每个腹痛患者都需要检查的项目。尿中出现大量红细胞提示泌尿系统结石、肿瘤或外伤，有白细胞常提示泌尿系统感染。脓血便提示肠道感染，血便提示绞窄性肠梗阻、肠系膜血栓栓塞、出血性肠炎等。

2. 血液生化检查：血清淀粉酶增高提示为胰腺炎，是腹痛鉴别诊断中最常用的血生化检查。血糖与血酮的测定可用于排除糖尿病酮症引起的腹痛。血清胆红素增高提示胆囊疾病。肝、肾功能及电解质的检查对判断病情亦有帮助。

3. 腹腔穿刺液检查：有助于腹腔内出血、感染的诊断。

4. X线检查：腹部X线平片检查在腹痛的诊断中应用最广。膈下发现游离气体可明确胃肠道穿孔；肠腔积气扩张、肠中多数液平则可诊断肠梗阻；输尿管部位的钙化影可提示输尿管结石；腰大肌影模糊或消失提示后腹膜炎症或出血；胆囊、胆管造影，内镜下的逆行胰胆管造影及经皮穿刺胆管造影对胆道系统及胰腺疾病的鉴别诊断很有帮助。

5.超声检查与 CT 检查：对肝、胆、胰疾病的鉴别诊断有重要作用，必要时在超声引导下行肝穿刺可诊断肝脓肿、肝癌等疾病。

6.内镜检查：可用于胃肠道疾病的鉴别诊断，慢性腹痛的患者常有此需要。

二、腹痛就医后的相关处理

腹痛者需查明病因，然后根据不同病因采取有效的治疗措施。有些如绞窄性肠梗阻、胃肠道穿孔、坏死性胰腺炎、急性阑尾炎等应及时进行手术治疗。

腹痛的治疗如下。

1.针对病因治疗（最主要）。

2.禁食，输液，纠正水、电解质和酸碱平衡的紊乱。

3.积极抢救休克。

4.有胃肠梗阻者应予胃肠减压。

5.应用广谱抗生素以预防和控制感染。

6.可酌情使用解痉止痛剂。

7.其他对症治疗。

小贴士

如何预防腹痛的发作？

从离船的病因分析可以看出，泌尿系统结石、胆道结石、阑尾炎是中国籍海员因病离船的主要病因。功能性消化不良、胃肠炎、胆囊炎、消化性溃疡等胃肠疾病，也是海军官兵在出海时易患的疾病，这些疾病均以腹痛为主要症状。因此，定期体检、出航前及时检出、尽早治疗尤为重要，如结石患者进行排石、碎石治疗，消化性溃疡患者进行抑酸、杀菌治疗，均可有效降低在船工作期间急性腹痛的发生概率，避免返航、送医等突发状况。

对于常见的胃肠疾病的预防，可从以下方面着手：靠港补给时，严格淡水检测和主副食品的检验检疫，防止问题食品上舰；长航时要注意饮食安全，避免食用未经消毒的饮料和奶制品、未煮熟的海产品，避免暴饮暴食，外出进餐要选择卫生条件好的场所，防止病从口入；舰上炊事班注意伙食调剂，合理制定每日菜谱，保证官兵营养摄入均衡；合理安排作息，避免过度劳累。

第八节　大便带血是得了痔疮吗

常见误区

误区一：大便出血就是痔疮

错误。痔疮是人群中高发的肛肠疾病，其出血通常与排便有关，多为无痛的，血液颜色为鲜红色，排便时覆盖在大便表面或滴入马桶，偶尔出血量可能很大。如果是在便后出血，血液颜色发暗，则有可能是其他方面的肠道疾病，如息肉、肠癌等。所以，如有大便出血的现象，未必都是痔疮，应引起足够重视，及时就诊。

误区二：不疼的便血不严重

错误。无痛性大便出血常见于内痔、直肠癌、直肠息肉等，而疼痛性大便出血常见于肛裂、外痔发炎、肛门脓肿或肛门异物等。疼痛与否并不是判断病情轻重的依据。

误区三：大便颜色和食物或药物无关

错误。某些食物和药物会引起大便变色，如服用过铁剂、碳粉、铋剂等药物，或吃了猪肝、动物血、火龙果等食物后，大便可呈暗褐色、黑色或红色，停用药物和食物后，大便颜色就会恢复正常。

小课堂

一、什么是便血？

便血是指粪便中带血，所有引起消化道出血的疾病都可以发生便血或隐血便，包括溃疡、炎症及肿瘤等。

便血一般分为鲜红、暗红和黑色三种颜色，提示出血部位不同。鲜红色便，一般来自肛管、直肠疾病。暗红色便，往往见于直肠或结肠内的肿瘤及炎症。黑便类似柏油，故也称柏油样便，多见于胃部与十二指肠出血。还有一种便血的情况是肉眼下粪便颜色没有改变，但在实验室检查粪便隐血试验呈阳性，这种情况称为隐血便。

二、便血的病因有哪些？

1. 炎症：感染性、缺血性结肠炎、炎症性肠病均可引起便血。炎症性肠病是指克罗恩病与溃疡性结肠炎，在炎症的活动期常出现反复发作性的黏液便或脓血便并伴腹痛。

2.肛门直肠疾病：最常见的病变类型是痔疮及出血。

3.肿瘤：大多数有症状的结直肠癌患者会出现便血，在50岁以上的患者中，大约10%的直肠出血是由结肠癌引起的。排出鲜红色便提示左侧结肠病变。排出暗红色便或黑便，则提示右侧结肠病变。

4.上消化道疾病：胃溃疡、十二指肠球部溃疡等上消化道疾病出现出血症状时，可有便血表现。

5.食物和药物：服用铁剂、碳粉、铋剂等药物，或进食猪肝、动物血、火龙果等食物后，可出现大便颜色的改变，停服后症状消失。

6.医源性：放疗后、内镜活检或息肉切除术后都有可能出现便血的症状。

对于远洋船舶来说，消化道疾病是多发病，其症状多数有腹痛、腹泻、消化不良等，严重者出现黏液脓便，甚至便血。主要是由于航程远，伙食采购和储存受到客观条件的限制，导致船上的伙食中，新鲜蔬菜和水果品种不足。而各种医学研究表明，阑尾炎、痔疮、胃肠道疾病等这些中国船员高发疾病，都跟不合理的膳食结构存在一定的关系。尤其是长期维生素和粗纤维的摄入量不足、大量食用辛辣和刺激性食品等都可能是便血的诱发因素。

三、什么是痔疮？

痔疮本质上是静脉曲张，是直肠静脉曲张形成的。任何加大直肠静脉压力的因素都可引起痔疮，如便秘、久坐不动、怀孕等。另外，腹压升高、肝病、大量食用刺激性食品，也是引发痔疮的主要原因。痔疮的主要症状包括便血、肛周瘙痒和静脉团脱出。越早治疗效果越好，可在肛门处涂抹治疗痔疮的药膏，同时服用软化粪便的药物，预防便秘。也可用温水坐浴、用花洒在肛门及其周围冲淋温水，促进血液循环和痔疮愈合。若伴发炎症症状，应服用消炎药。如药物疗效不佳，病情较严重，就需要手术治疗。不过手术治疗之后仍有复发可能，要加强预防。

四、出现便血应注意什么？

一旦出现便血，患者的粪便要暂时保留，粗略估计其总量，并留取部分标本待就医时化验。不论便血多少，均建议前往医院进一步查明原因，以免耽误病情。如果出血量大，应立即使患者静卧，消除紧张情绪，适当抬高下肢，避免虚脱或晕倒，并尽快送医。

知识拓展

一、便血就医后的相关检查

医生需通过以下各项指征评估出血的严重程度。

1. 详细询问病史及伴随症状，既往史、家族史等。

2. 进行常规腹部检查、肛门外部视诊和直肠指诊。

3. 实验室检查：血常规，判断有无贫血；粪常规及隐血检查，判断出血情况和有无脓细胞等；粪便培养明确有无细菌感染；肿瘤标志物检查提示有无肿瘤；等等。

4. 诊断性检查：包括结肠镜、乙状结肠镜、小肠镜、胃镜钡餐造影、腹部 CT 或增强 CT 等。

二、便血就医后的相关处理

1. 支持治疗：患者卧床休息，失血量大者，可适当吸氧、补液、输血治疗。

2. 病因治疗：对引起便血的病因进行积极治疗。若患者平时在服用抗凝药或抗血小板药，需暂时停用，存在凝血障碍的患者采用促凝治疗。上消化道出血患者依据病情选择抑制胃酸分泌、促进黏膜修复、减少内脏血流、内镜止血等治疗。肠道出血患者采用内镜、手术止血等。炎症引起的便血给予抗感染治疗。肿瘤患者采用手术、化疗等方式治疗原发病。

小贴士

一、便血患者在日常生活中应注意什么？

生活中应避免情绪激动，适当休息，防止过度疲劳，注意饮食，保持大便通畅，勿久蹲厕所或用力过度。平时以软烂少渣、容易消化的食物为宜，可少食多餐，多吃新鲜蔬菜、水果和蜂蜜等润肠排便。忌烟酒，忌辛辣食物。

二、痔疮患者生活中应注意什么？

长时间久坐或久站的人容易患痔疮，平时应注意多起来活动，多做提肛运动，有利于促进肛周血液循环。多坐硬质凳子，少坐软椅子，可避免肛周受压。排便前可在肛周局部涂抹油脂，减少黏膜、皮肤破裂。排便后注意肛门清洁，用柔软的纸张或湿巾擦干净，避免用硬质纸张反复擦拭。

第九节　小便发红是血尿吗

常见误区

误区一：小便发红一定是血尿

不一定。尿中尿酸盐增多可使尿液呈粉红色，一般见于小婴儿。另外，一些含色素比较多的食物，如红心火龙果、番茄叶、甜菜等可使尿液发红。还有临床上常用的一些药物，如呋喃妥因、甲硝唑、利福平等都可使尿色发红而被误认为是血尿。剧烈运动导致横纹肌溶解发生时，也会出现尿色加深，但并不是血尿，而是肌红蛋白尿。如果血尿是女性月经期间出现的，还要注意排除经血污染。

误区二：尿色正常就一定没有血尿

不一定。根据血尿的定义，尿色正常也可能有镜下血尿，只有当1000毫升尿液中混入1毫升血液时，尿液肉眼才能看到发红。

误区三：出现肉眼可见的血尿说明出血量很大

错误。当出现血尿时，患者往往心里非常紧张，但其实在1 000毫升尿液中有1~3毫升血液混入，就可以肉眼看出尿色变红，实际上出血并不严重。

小课堂

一、什么是血尿？

血尿是指尿液中呈现过多的红细胞，包括镜下血尿和肉眼血尿。前者是指尿色正常须经显微镜检查才能确定；后者是指尿呈洗肉水色或血色，肉眼血尿即可见的血尿。

二、发现尿色发红时应如何处理？

1. 观察尿液颜色：发现尿色异常时，暂时保留尿液，观察是鲜红色、茶色还是洗肉水样，有条件者可拍照记录，方便就医时描述。

2. 观察血尿出现在排尿过程的哪一段：是全程均为血尿，还是排尿早期或后期出现血尿，提示不同的出血部位，对医生判断病因有帮助。

3. 有无其他伴随症状：血尿的同时伴有腰痛、侧腹痛、尿流中断者，多为肾结石或输尿管结石。伴有尿频、尿急、尿痛、发热者，多为尿路感染或肾盂肾炎。伴有皮肤黏膜出血点和其他部位出血者，常见于血液病和某些感染性疾病。

4. 排除干扰因素：首先判断有无痔疮出血、月经等污染尿液的情况；其次要排除食物或药物引起尿色异常的可能。

5. 及时就医。

三、血尿常见病因有哪些？

临床上常引起血尿的疾病如下。

1. 泌尿系统结石：结石移动时划破尿路上皮，引起血尿。

2. 泌尿系统感染：炎症反应时血管扩张、渗透性增加，尿道黏膜充血、水肿，在尿液的机械性冲击下可产生血尿。

3. 急慢性肾炎、肾病：肾炎肾病时，肾脏受到免疫损伤，肾小球滤过膜被破坏，红细胞经过滤过膜的挤压后漏出，出现血尿。常同时合并不同程度的蛋白尿。

4. 泌尿系统肿瘤：泌尿系统任何部位的恶性肿瘤或邻近器官的恶性肿瘤侵及泌尿道时均可引起血尿。尤其是中老年人出现间歇性、无痛性肉眼血尿时，要重点排除泌尿系统肿瘤可能。

5. 先天畸形：当腹主动脉和肠系膜上动脉之间的左肾静脉受压时，可引起镜下血尿，称为"胡桃夹现象"。

6. 全身性疾病：血液系统疾病如白血病，引起凝血功能障碍时可出现血尿、皮肤淤青、牙龈出血、血便等。免疫系统疾病如过敏性紫癜发作时可出现血尿、皮肤出血点和腹泻等。

泌尿系统结石引起的血尿在海军官兵中最为常见，因为长远航过程中各港口饮用水水质不同、训练工作时饮水量相对不足、海面湿度大出汗多，容易造成尿液浓缩，尿液中的钙、草酸浓度升高、沉积，形成结晶、结石。体检时不少官兵都发现有肾结晶、肾结石的情况，但患病初期身体没有不适，往往被大家忽视，当结石体积不断增大，下降过程中卡在尿路狭窄部位时常引起血尿、剧烈腰痛或腹痛，严重者还会导致梗阻性肾病、肾功能下降。因此，体检时发现异常情况就应及时就医，早期发现治疗。

知识拓展

一、血尿就医后的相关检查

1. 尿常规：显微镜下检查每高倍镜视野有多少红细胞，以此判断是否为真性血尿。

2. 红细胞形态：红细胞通过受损的肾小球滤过膜时，受到血管压力和滤过膜的挤压，扭曲变形，所以当红细胞70%以上为异常形态时，提示为肾小球肾炎可能大。若镜下红细胞形态正常，为均一性血尿，多见于泌尿系感染、结核和泌尿系结石。

3. 泌尿系统B超：泌尿系统包括双肾、输尿管、膀胱，B

超检查无辐射，简便易行。膀胱检查时要憋尿，男性应同时检查前列腺。

4. 泌尿系 CT：对泌尿系结石、肿瘤的检查，泌尿系 CT 的精密度和灵敏度更好。

5. 膀胱镜检查：适用于 B 超、CT 无法明确的血尿。内镜直视下可以发现 B 超、CT 等遗漏的病灶，如膀胱癌、肾盂癌。

6. 肾穿刺活检：如考虑为肾小球肾炎，必要时行肾穿刺活检术，明确病理类型，指导后续治疗方案的制订。

二、血尿就医后的相关处理

血尿病因复杂，治疗也不尽相同。

1. 泌尿系统感染引起血尿者，应使用抗生素抗感染治疗。

2. 泌尿系统结石引起血尿者，可依据结石的大小、位置，选择药物排石、体外冲击波碎石、微创及外科手术碎石等治疗方法。

3. 肾炎、肾病患者出现血尿时，需综合评估蛋白尿量、肾功能水平，选择免疫抑制治疗。

4. 泌尿系统肿瘤引起血尿者，需根据病理类型及分期进行手术、化疗或放疗等肿瘤治疗。

小贴士

无论尿检是否异常，建议生活中注意以下几点：多饮水，勤排尿，养成良好排尿习惯，尽量不憋尿，避免滥用药物，尤其是止痛药、退热药、质子泵抑制剂、抗生素等可能存在肾损害风险的药物，需在医师指导下用药。

第十节　小腿肿了是身体哪里出了问题

常见误区

误区一：水肿肯定是肾脏出了问题

不一定。很多疾病都可以引起水肿，不同部位的水肿病因也不一样。出现水肿，有可能是肾脏出了问题，也有可能是心脏、肝脏、内分泌系统、血管、营养不良、炎症、药物的问题，需要进一步排查。

误区二：水肿不可怕，吃点利尿剂就消了

错误。出现水肿症状后，应先排查病因。盲目服用利尿剂，往往治标不治本，还有可能导致血钾浓度异常、心律失常、血栓等不良事件。明确病因后，确需服用利尿剂的，要在监测电解质的情况下遵医嘱使用。

误区三：因为肾病重度水肿，医生要求我限制水分摄入，我已经少喝水了，为什么还不消肿？

结合利尿治疗限制水分摄入，是肾病水肿患者治疗中的一个环节，适当的限制摄入可以加快水肿的消退。水分摄入，包括各种液体和隐性水的摄入。有的患者虽然不喝水，但大量喝汤、喝粥、进食西瓜等含水量高的水果，也会增加水分摄入。而且除了饮水，食物中也含有水分。以每100克食物中含水量计算，比如100克馒头含43.9克水分，记为馒头（43.9克），则米饭（70.9克）、豆腐（82.8克）、茄子（93.4克）、大白菜（94.6克）、鸡蛋（74.1克）、牛肉（72.8克）、猪肉（46.8克）。对于需要限制水分摄入的患者，需要综合考虑，参照计算。

小课堂

一、什么是水肿？

水肿是由过多液体积聚在血管外的组织间隙中导致的，是临床常见症状之一，也是很多患者就诊的原因。通俗来说，就好像是水管内的水渗透到水管外积聚。

二、水肿常见的病因和表现有哪些？

根据水肿范围，可分为全身性水肿和局限性水肿。全身性水肿往往对称出现，如双下肢水肿、双侧眼睑水肿，而局限性水肿多为单侧、局部的水肿。

（一）全身性水肿常见病因和临床特点

1. 心源性水肿：多见于右心衰竭患者。水肿首先发生于低垂部位的下肢，如脚踝内侧，逐渐向上发展遍及全身，活动后明显，休息后减轻或消失，具有对称性、凹陷性、发展缓慢的特点。常伴有胸闷、气促、心悸的症状，不能平卧。

2. 肝源性水肿：多见于肝硬化或晚期肝病患者。主要表现为腹水，也可出现脚踝水肿，逐渐向上蔓延，头面部及上肢常无水肿。常伴有黄疸、肝功能异常等。

3. 肾源性水肿：多见于肾炎、肾病患者。水肿最早出现在组织疏松的部位如眼睑、面部，以及低垂部位，如双下肢足踝部。眼睑水肿晨起明显，下肢水肿晨轻暮重，腹水出现较晚。常伴有尿蛋白升高、血尿、肾功能异常等。

4. 内分泌疾病所致水肿：甲状腺功能减退，即甲减时，也会出现水肿，指压后凹陷不明显，水肿处皮肤增厚、粗糙，常伴有神情淡漠、嗜睡、怕冷。

5. 营养不良性水肿：多见于肿瘤、胃肠病、重度烧伤患者。水肿常从足部开始，逐渐蔓延全身，常伴有消瘦、体重明显减轻。

6. 妊娠性水肿：大多数女性在怀孕后期会出现不同程度的水肿，生完孩子后自行消退。

7. 经前期紧张综合征：未绝经的女性在月经前 7~14 天出现眼睑、下肢水肿，与月经期呈现相关的规律性。

8. 药物性水肿：用药后发生，停药后不久消失。主要表现为下肢或面部水肿。常见的可引起水肿的药物有激素、降压药（哌唑嗪、硝苯地平、氨氯地平、维拉帕米）、降糖药（吡格列酮、罗格列酮、胰岛素）、抗肿瘤药（伊马替尼、索拉非尼、来那度胺）、中药（甘草、人参）等。

9. 其他原因：老年性水肿、久坐导致的水肿、旅行者水肿、功能性水肿如高温环境引起的水肿、肥胖性水肿等。

（二）局限性水肿常见病因和临床特点

常见于炎症性水肿（局部蜂窝织炎、疖、痈、丹毒、灼伤引起）、淋巴回流障碍性水肿（淋巴结切除后、丝虫病）、静脉回流障碍性水肿（静脉曲张、静脉血栓、上下腔静脉阻塞综合征）、血管神经性水肿、神经源性水肿。

知识拓展

一、水肿就医后的相关检查

医生会针对水肿部位、特点、程度、伴随症状进行问诊及查体，而后着重检查心脏、肝脏、肾脏、内分泌、双下肢血管等。

1. 尿常规、肾功能、肾脏彩超，排除肾源性水肿。

2. 肝功能、肝脏彩超，排除肝源性水肿。

3. 甲状腺功能彩超，排除内分泌疾病所致水肿。

4. 脑钠肽（BNP）、心脏彩超，排除心源性水肿。

二、水肿就医后的相关处理

1. 寻找引起水肿的基础疾病：水肿只是临床常见的一种表现，针对病因进行治疗才能从根本上控制水肿。

2. 利尿消肿：轻度水肿不需积极利尿消肿；重度水肿会引起各种不适及并发症，因此如果水肿明显，可短期应用小剂量利尿剂。

3. 内科药物治疗无效的严重水肿，可通过血液透析清除体内过多水分。

小贴士

水肿患者居家如何护理？

如果出现水肿，不用过于紧张，也不要乱吃利尿消肿药。应先观察出现水肿的部位，如果出现对称性的眼睑及下肢水肿，可先到肾内科就诊；如果是单侧肢体水肿，要排除由于静脉梗阻和回流不畅造成的局限性水肿，应到血管外科就诊；如果是全身水肿，并有喘憋、腹胀等症状，而且有心力衰竭、肺心病或肝硬化病史，请到相应科室就诊。

出现水肿后要注意限制钠盐的摄入，在原有基础上减少盐、酱油、辣酱的摄入。水肿较重时，应卧床休息，低盐饮食的同时限制水的饮用，这里说的水不仅指我们的日常饮用水，还包括粥、水果、蔬菜等含水的食物。对于血管问题引起的水肿，避免久站、久坐，适当抬高下肢，也有助于血液回流。

第十一节　皮肤发痒怎么办

常见误区

误区一：开水烫洗可以止痒

不一定。水的温度过高可以暂时掩盖皮肤痒感，但并不能作为一种治疗方法，而且高温容易破坏皮肤的保护屏障，不利于病情恢复，还有可能导致局部皮肤的烫伤、继发感染等更严重的后果，所以应该避免用高温水烫洗并及时就医。

误区二：激素副作用大，能不用就不用

不一定。应根据皮肤状况，遵循专业医生的意见规范使用激素，无论是过于担心激素的副作用，该用的时候不用，还是凡是皮肤痒了就用激素，都是不合适的。

误区三：皮肤瘙痒要忌口

不一定。并非所有的皮肤瘙痒都要忌口，湿疹、荨麻疹等过敏性疾病，有一部分是由高蛋白饮食诱发的，常需要忌口。

但像老年人由于皮肤干燥引起的瘙痒，只要鱼、虾、蛋、奶吃了没有不适，就可以吃，不需要忌口。

误区四：是皮肤病都有传染性

不一定。大多数皮肤病是不会传染的，少数像手癣、脚癣、疥疮导致的皮肤瘙痒，是要做好个人卫生，甚至适当隔离的。

小课堂

一、什么是瘙痒？

瘙痒是一种引起皮肤或黏膜搔抓欲望的不愉快感觉。很多皮肤病都会引起瘙痒，多数病因复杂，还与神经精神因素存在直接或者间接的相关性，反复搔抓还会导致越抓越痒的恶性循环。

二、引起瘙痒的常见病因有哪些？

1. 皮肤干燥：是全身性瘙痒最常见的病因。北方地区秋冬季节寒冷干燥，皮肤由于缺水干燥，屏障功能损伤，容易出现瘙痒。老年人皮肤老化，皮脂分泌减少，角质层中的脂质合成能力减弱，皮肤更容易干燥。频繁洗澡、洗澡时水温过高或使用碱性强的肥皂也是导致皮肤干燥的常见原因之一。

2.过敏因素：接触致敏的植物、花粉、昆虫、尘螨等可引起局部的皮肤瘙痒。

3.皮肤疾病：湿疹、荨麻疹、银屑病、疤痕等皮肤问题均可引起瘙痒。

4.神经系统疾病：带状疱疹后神经痛、多发性硬化症等也会伴有瘙痒。

5.全身性疾病：干燥综合征、尿毒症、甲亢、甲减、糖尿病、胆汁淤积性肝病等都会引起全身瘙痒。

6.精神因素：紧张、焦虑、恐惧、抑郁都可出现皮肤瘙痒。

7.药物因素：吗啡、某些降压药、镇痛药、磺胺类抗生素等均可引起瘙痒。

8.刺激物：使用碱性过强的肥皂、清洁性化妆品、消毒剂、杀虫剂、除臭剂及染料等刺激物也易引起瘙痒。

知识拓展

一、瘙痒就医后的相关检查

1.血常规：嗜酸性粒细胞升高，提示过敏或寄生虫感染。

2.免疫学检查：总 IgE 升高，提示过敏反应。

3.过敏原检测：对于过敏体质的患者有助于明确过敏原，进而避免接触过敏原。

4.血液生化：有助于明确全身性疾病，如胆红素升高提示肝胆疾病引起的瘙痒，尿素氮、肌酐升高提示尿毒症引起的瘙痒。

二、瘙痒就医后的相关处理

（一）皮肤护理

1.保持皮肤湿润：皮肤干燥可以引起或加重瘙痒，保湿润肤剂能阻止水分丢失，还能修复受损的皮肤屏障，减弱外源性不良因素的刺激，减少瘙痒的发作次数和严重度，建议患者选用合适自己的保湿润肤剂，足量多次使用。

2.洗浴：减少洗澡或清洗次数，使用微温水代替热水，洗浴时应使用温和、低敏、无刺激的洁肤用品，pH 最好接近正常表皮（pH 约为 6），少用肥皂，沐浴后应该立即使用保湿润肤剂。

3.凉爽的环境：暴露于热环境可能加重瘙痒症状，18℃~22℃较凉爽的居住温度有助于瘙痒的缓解。提供皮肤凉爽感觉的洗剂，如炉甘石洗剂或含有最多达 4% 浓度薄荷脑的洗剂可以进一步缓解症状。

4.避免皮肤刺激：避免各种机械、化学物质刺激，如搔抓、摩擦、毛织物、酸性物质、漂白剂等的刺激，可能加剧瘙痒症状。及时清除汗液对皮肤的刺激，避免饮酒和辛辣食物。

5.减少压力：压力和其他精神性因素，可能诱发或加重慢性瘙痒，减压可能有助于减轻症状。

（二）局部治疗

对于局部瘙痒患者如特应性皮炎、接触性皮炎等，使用乳膏或洗剂涂抹最有帮助。

1. 低 pH 的清洁剂、止痒剂：如炉甘石洗剂、辣椒碱、含薄荷或者樟脑的乙醇制剂等，可以减少皮肤刺激和瘙痒感。

2. 外用激素：短期外用局部涂搽可以有效缓解瘙痒症状，但激素强度不同，需要根据患者的年龄、皮损性质、部位和病情程度，选择不同剂型和强度的糖皮质激素乳膏。皮肤有破溃时不可使用。

3. 外用免疫抑制剂：用于多种炎症性皮肤病的治疗以缓解瘙痒，包括 0.03% 和 0.1% 他克莫司软膏和 1% 吡美莫司乳膏。

（三）全身性治疗

1. 抗组胺药：如西替利嗪、氯雷他定等第二代抗组胺药和氯苯那敏、异丙嗪等第一代抗组胺药，可以缓解瘙痒。

2. 选择性五羟色胺再摄取抑制剂：如帕罗西汀舍曲林，可一定程度上缓解瘙痒。

3. 三环类抗抑郁药：多塞平、阿米替林可控制瘙痒。

4. 抗癫痫和抗焦虑药：加巴喷丁、普瑞巴林对尿毒症性瘙痒有效。

5. 复合维生素 B、维生素 B_2、烟酸：尤其适用于冬季瘙痒的患者。

6. 光照疗法：采用紫外线照射的光照疗法是治疗瘙痒的一种非药物性选择。

7. 中成药及中药。

小贴士

生活上如何防治瘙痒？

1. 注意清淡饮食，多食新鲜蔬果，避免烟酒、辛辣刺激性食物。

2. 避免用搔抓、摩擦、热水烫洗的方式止痒。

3. 日常保湿滋润皮肤，使用温和洗浴剂，温水洗脸，不要沐浴过勤。

4. 注意休息，避免熬夜，保持心情愉悦，有助于病情的恢复。

5. 积极控制糖尿病等基础疾病。

6. 遵医嘱使用激素类药物，避免使用不当，产生相关副作用。

7. 持续瘙痒或者出现溃疡、皮肤溃烂等情况，请及时就医。

第十二节　腰痛是怎么回事

常见误区

误区一：腰痛等于肾不好

错误。现代医学中的腰痛和中国人传统上理解的"腰不好"并不是一回事。通常中国人所说的"腰不好"，指的是泌尿生殖系统功能下降，但西医中的腰痛包含有腰部肌肉、腰椎以及肾脏等器官的问题，因此两者不能等同。

误区二：腰椎间盘突出症必须绝对卧床休息

错误。曾经严格卧床是应对腰椎间盘突出症的主要治疗方法之一，但现在越来越多的临床研究发现对腰椎间盘突出症患者来说，严格卧床休息与适当保持日常活动，并没有区别；相反，适当保持日常活动更有利于其恢复。

小课堂

一、什么是腰痛？

腰痛是指肋缘以下、臀横纹以上及两侧腋中线之间区域内的疼痛与不适，可表现为一侧或两侧疼痛，有时疼痛可放射至腿部。

二、腰痛可能是什么原因引起的？

引起腰痛的原因很多，大多数情况下属于非特异性腰痛，即找不到明确的疾病引起的腰痛。而这其中又以肌肉、骨骼疼痛为主，如腰肌劳损，这种腰痛可在数周内自行缓解。

此外，常引起腰痛的疾病包括腰椎局部的问题，如腰椎间盘突出症、腰椎退行性疾病、腰椎滑脱症、椎体骨折、椎管狭窄和马尾综合征等；也包括全身性疾病如脊柱感染，强直性脊柱炎，骨质疏松性压缩性骨折，腹主动脉瘤，肾脏、胃肠道、泌尿生殖系统疾病和肿瘤等。

三、哪些人易患腰痛？

吸烟、肥胖、年龄大、女性、重体力劳动、久坐、工作压力大和心理因素（如焦虑和抑郁），都是易患腰痛的高危因素。

海军官兵是腰痛高发人群。海上情况复杂，在各种气候条件下都要进行全天候海上训练作业。在风浪的作用下，船舶一直在不停地摇摆，开展训练和作业时容易造成运动性损伤，其中，以腰肌劳损、腰椎间盘突出最为常见。此外，航行期间训练工作强度大，海面高温、高湿，大量出汗后如果得不到及时的水分补充，长期尿液浓缩，再加上饮食结构中肉类占比较多，新鲜蔬菜水果不易储存、供应较少，容易造成高蛋白、高嘌呤饮食，这些都会加速泌尿系统结石的产生。结石排出的过程中，摩擦尿道黏膜，也会引起腰痛。

知识拓展

多数腰痛通常可以自行消退，但如果腰痛出现 3 ~ 4 周未见改善，或腰痛严重到无法处理简单事务时，则需要及时就医。此外，如果腰痛与以下情况同时存在，也需要及时就医。

1. 近期发生过跌倒或背部损伤，腿部麻木或无力。

2. 大便或小便无法控制。

3. 发热或原因不明的体重减轻的情况。

4. 正在使用激素药物，有癌症或骨质疏松病史等。

一、腰痛就医后的相关检查

医生会首先详细询问病史，进行体格检查来初步判断病情，然后在此基础上根据需要选择以下检查。

1. 泌尿系统超声：可以明确有无肾结石、输尿管结石及其所在的部位、大小、数目，肾积水及其程度，指导药物治疗或碎石手术方式的选择。

2.腰椎X线平片：是腰椎最基本的影像学检查，可以反映腰椎生理曲度变化、畸形、失稳、锥体形态以及椎旁软组织等改变。

3.腰椎磁共振（MRI）检查：可以区分椎间盘的髓核和纤维环显示韧带，安全性较高，不产生电离辐射，可用于腰椎疾病和腰肌劳损的诊断、严重程度和恢复情况的评估、治疗目标的制定等。

4.SPE-CT检查：可用于全身骨骼显像，明确不宜被发现的骨折、感染、骨肿瘤以及肿瘤分期。

5.骨密度检查：可用于确定患者有无骨质疏松的情况，以排除骨质疏松性腰背痛。

二、腰痛就医后的相关处理

1.腰肌劳损：可给予局部外用膏药、消炎止痛药；有固定压痛点者，可用激素做痛点封闭；电磁、超声波、红外线理疗和推拿、按摩也可起到舒筋活络的作用。

2.腰椎间盘突出：可给予硫酸氨基葡萄糖、激素硬膜外注射减轻神经根周围炎症和粘连；理疗和推拿、按摩、牵引治疗可以减轻椎间盘内压力，减轻对神经根的刺激和压迫；轻度突出者可行经皮髓核切吸术、髓核激光气化术减轻椎间盘内压力；病变较重者需施行椎间孔镜或外科手术。

3. 泌尿系结石：小结石可给予复方金钱草颗粒或肾石通颗粒等药物排石治疗，尿酸性结石可给予药物溶石治疗。疼痛明显者予东莨菪碱、阿托品或孕酮注射解痉止痛。抗生素治疗可控制或预防尿路感染。如药物排石无效，需结合病情选择体外冲击波碎石、输尿管内放置支架、经输尿管镜碎石取石术、经皮肾镜碎石术或腹腔镜切开取石术进行治疗。

小贴士

日常如何预防腰痛？

对于有腰痛的危险因素或已经发生过腰痛的人，可以通过以下方式来预防。

1. 加强锻炼：即使发生腰痛也不建议一直卧床休息，如果身体没有特别的不适，除了刚开始腰痛的 1~2 天，需要减少活动，之后需要慢慢恢复日常的活动量，2~3 周后可逐步开始有氧锻炼和肌肉锻炼。

日常加强腰背肌锻炼，防止肌肉张力失调，如采取俯卧位，去枕，然后用力挺胸抬头，双手双脚向空中伸展；也可仰卧床上，去枕，头部用力向后顶床，抬起肩部的动作。体育运动或剧烈活动前要做好准备、热身活动。

2. 纠正不良的工作姿势，避免久坐：弯腰过久或经常坐着时，特别是用电脑的时候要注意坐姿，每隔一小时起来活动一下。长期伏案工作者需要注意桌、椅高度，选择可调节座椅靠背的椅子，椅背要选直的。还可以在脚下放一个凳子，坐的时候让膝盖高于髋部。长时间坐着或者开车的时候可以在腰部放一个小枕头或者卷起来的毛巾，缓解腰部压力。职业工作中需要常弯腰动作者，应定时伸腰、挺胸活动，并使用宽的腰带。背重物时，胸腰稍向前弯，髋膝稍屈，迈步要稳，步子不要大。

3.改善饮食结构：对于泌尿系结石引起腰痛的患者，增加饮水量可以有效预防结石的复发，尽量保持每天尿量要在2 000～3 000毫升。日常饮食宜荤素搭配，避免过量肉类摄入，避免含糖饮料和甜点摄入，戒酒，多吃新鲜蔬菜，少吃动物内脏、海鲜、荤汤、豆芽、香菇等高嘌呤食物，少吃菠菜、苋菜、空心菜、韭菜、秋葵、欧芹、竹笋、茭白、蘑菇、巧克力等高草酸食物，少吃火锅、煎炸等热量较高的食物；大白菜、冬瓜、黄瓜、南瓜、萝卜、洋葱、木耳的草酸、嘌呤含量都低，可以适当多吃。如果在家做饭，可以在烹调前用沸水焯1～2分钟，能够去除掉50%～80%的草酸。

4.戒烟：吸烟也是导致腰痛的危险因素，香烟中的尼古丁可引起血管收缩，椎间盘血管收缩可能导致养分供给不充分，引起病变。

5.控制体重：肥胖也是导致腰痛的危险因素，如果有超重和肥胖的问题应该开始减肥。

第十三节　关节痛是关节炎吗

常见误区

误区一：关节痛就是类风湿关节炎

不一定。引起关节痛的原因很多，不仅包括风湿性疾病，还有炎症、外伤、代谢异常、药物等多种原因。

误区二：关节痛太常见了，没什么大不了

错误。关节痛并非小事，尤其老年关节痛患者应引起重视，因为中老年人的膝关节痛大多是膝关节骨关节炎，也称为退行性关节炎或老年性关节炎，除了导致关节痛外，还会造成功能障碍，严重影响老年人的生活质量。

误区三：关节痛是老年人才得的病

不一定。随着生活方式的改变以及一些疾病年轻化特征，关节痛已经开始出现年轻化趋势，年轻人长时间玩手机、伏案电脑办公，容易出现颈椎、腰椎、手腕及手指关节的劳损，诱

发颈椎病、腰椎病、腱鞘炎。年轻女性长期穿短裙和高跟鞋不利于膝关节的保养，成为关节炎的易患人群。此外，随着大众对健康的认识，越来越多的人喜欢运动，然而不科学的运动方法或运动过量都会导致关节损伤，长期下去可出现退行性关节炎。

小课堂

一、什么是关节痛？

关节痛多见于四肢关节，常累及关节周围组织，引起关节功能障碍，是关节疾病最常见的症状。根据病情和病因不同，可分为急性关节痛和慢性关节痛。急性关节痛，以关节及其周围组织的炎性反应为主；慢性关节痛，以关节囊肥厚及骨质增生为主。关节痛牵涉范围非常广泛，种类繁多，病因各异。临床可表现为关节的红、肿、热、痛、功能障碍及畸形，严重者可导致残疾，影响生活质量。

二、关节痛常见原因和表现有哪些？

引起关节疼痛的原因很多，常见的有炎症、外伤、感染、免疫相关、代谢性骨病、退行性关节病、骨关节肿瘤等。

1. 韧带损伤：膝关节韧带在关节微屈时稳定性较差，受外力时易出现副韧带损伤，出现膝关节疼痛、肿胀、活动受限。

2.软骨损伤：膝关节微屈时，如果突然过度内旋或外旋伸膝，就可能造成半月板撕裂，出现撕裂感、关节疼痛、关节弹响。

3.关节滑膜炎：外伤或过度劳损导致滑膜损伤会出现关节疼痛、肿胀、压痛。

4.关节劳损：关节活动量较多导致关节周围肌肉等软组织劳损，进而引起疼痛，常见的有肩周炎、网球肘等。

5.痛风性关节炎：常见于第一跖趾关节（大脚趾），关节局部红、肿、热、痛。

6.外伤性关节痛：外伤导致肩、腕、膝、踝等关节发生软组织损伤或骨折脱位，引起关节疼痛。

7.强直性脊柱炎：多见于年轻男性，脊柱、骨盆等中轴关节病变，导致关节疼痛、僵硬，严重者可导致脊柱和关节畸形。

8.类风湿性关节炎：多见于青中年女性，表现为对称性小关节（手指关节、腕关节等）疼痛、晨起僵硬。

9.风湿性关节炎：链球菌感染造成，常累及大关节（膝关节、肘关节等），以关节和肌肉游走性红肿、疼痛为特征，不造成关节畸形。

10.结核性关节炎：多发生于青壮年人群，结核分枝杆菌感染后导致，出现关节炎并发结节性红斑为特征表现。

11.骨质疏松症：多见于老年妇女，全身多个关节疼痛、无力、不能负重行走，骨密度明显下降。

12.骨性关节炎：发病年龄大多在 40 岁以上，关节疼痛早晨较重，白天和夜晚减轻。关节部位的骨质增生和骨刺摩擦可引起关节疼痛。

13.儿童生长痛：见于生长期儿童，男孩多见，疼痛部位常位于膝关节、髋关节等，是儿童生长发育过程中一种正常的生理现象。

14.关节骨肿瘤：多见于老人和儿童，关节肿痛，夜间明显，服用止痛药物无效。

海上航行经常碰见大风大浪，官兵在空间狭小、舷梯陡峭的舰艇上生活、作业时，偶尔发生磕碰在所难免。而且随着部队实战化训练强度的提高，官兵受伤的概率也相应增加，韧带损伤、软骨损伤、关节滑膜炎、关节劳损等引起的关节痛时有发生，对舰艇日常工作和任务开展造成一定程度的影响。

知识拓展

一、关节痛就医后的相关检查

对于急性外伤引起的关节痛，较轻者应关节制动并外用膏药，较重者医院就诊。而对于慢性外伤、感染、自身免疫系统疾病等引起的关节痛，建议医院就诊。

关节痛患者就医后，医生会询问关节痛的发生发展过程、起病的急缓、疼痛的部位、疼痛与气候的关系以及疼痛有无昼夜差别等。然后进行相应的体格检查，判断关节痛的性质和部位。除此之外，选择以下的化验检查，明确诊断，制订诊疗方案。

1. 类风湿因子、血沉、抗"O"实验、免疫球蛋白和补体：排查风湿性关节炎、类风湿关节炎及其他自身免疫系统疾病。

2. HLA-B$_{27}$ 的检测：排查强直性脊柱炎。

3. 血尿酸：排查痛风。

4. X线、CT或MRI检查：影像学检查是关节疾患的常规检查方法之一，主要查看骨质的变化，特别是对关节部位骨肿瘤，骨质破坏、畸形、关节渗液肿胀，有明显的诊断意义。

5. 关节镜检查：广泛用于膝关节、肩关节、肘关节、髋关节、踝关节，甚至还可以用于腕关节及指间关节的检查及治疗。关节镜技术损伤小，恢复快，可以肉眼直接观察关节内的结构变化，比影像学检查更加准确。

二、关节痛就医后的相关处理

（一）非药物治疗

1. 制动与活动：急性期、活动期关节炎以四肢休息为主，受累关节不宜过度活动，必要时给予石膏固定。缓解期可做关节功能锻炼，维持肌肉张力，防止肌肉萎缩。

2. 健康教育：对患者进行健康教育，使其积极治疗，树立信心，减轻痛苦，提高生活质量。

3.饮食：痛风性关节炎患者应忌酒，多喝白开水，避免摄入高嘌呤食物。

4.减重：骨关节炎患者应控制体重，减少下肢关节负重。

5.低温疗法、热疗：低温可以减轻关节炎症，缓解肌肉痉挛并缓解疼痛，冰块或冰袋治疗时间应控制在20分钟以内，当使用区域出现麻木时，应立即停止。使用热敷同样可以缓解疼痛，减轻肌肉痉挛，也应严格控制在20分钟以内。低温疗法和热疗是治疗关节痛的有效辅助手段，联合治疗优于单一使用。

（二）药物治疗

1.非甾体消炎镇痛药：用于减轻或者控制疼痛症状，如布洛芬缓释胶囊、双氯芬酸钠肠溶片、洛索洛芬钠、美洛昔康、塞来昔布等，能起到很好的消炎、止痛作用。对于反复关节痛发作患者，长期使用非甾体消炎镇痛药易引起消化道黏膜损伤，应在评估及监测下使用。

2.保护软骨、营养软骨的药物：如硫酸氨基葡萄糖胶囊，主要是修复和营养关节软骨，具有缓解症状和改善功能的作用，安全方便，无胃肠道的刺激，一般用于关节炎早期，对于晚期者治疗效果并不理想。

3.玻璃酸钠、糖皮质激素关节腔内注射：关节腔注射玻璃酸钠，可以起到营养软骨、改善局部循环、润滑关节的作用。

关节腔注射醋酸曲安奈德、复方倍他米松等激素类药物，有抑制关节积液渗出、滑膜炎症的作用。

4.局部外用的膏药：如吲哚美辛巴布膏、氟比洛芬凝胶贴膏，以及一些中药、膏药，可以起到镇痛消炎、活血化瘀、舒经活络的作用。

（三）手术治疗

1.关节腔穿刺抽液、药物注射：合并关节积液时，关节腔穿刺抽液可减轻关节痛。关节腔药物注射，具有局部作用强、全身副作用小、起效快、维持时间长的优点。

2.关节切开引流术：适用于急性化脓性关节炎患者，确保关节功能。

3.关节镜治疗：关节镜治疗可直视下完成滑膜、游离体、撕裂半月板的切除及软骨面的修整，进行关节腔的冲洗和清理，比传统开放手术具有创伤小、术后关节粘连少、可多次手术的优势。

4.人工关节置换术：对于晚期患者，如关节活动明显受限或畸形，在全身情况能够耐受手术的情况下，可以进行人工关节置换术，达到缓解关节疼痛、矫正畸形、恢复和改善关节运动功能的目的。

小贴士

一、日常如何预防关节痛？

对关节有益的运动有散步、游泳、抗阻力训练、非负重的关节屈伸运动等。应避免的运动有爬楼梯、爬山、下蹲起立等。当关节疼痛僵硬肿胀时，应减量甚至停止运动，同时应注意保暖，控制体重，减少关节的负重以及大幅度活动，对防治关节痛均有好处。

二、关节痛患者如何居家护理？

1. 注意防寒保暖：避免因冷空气侵袭造成肌肉组织和血管收缩而产生痉挛，诱发或加重关节疼痛。

2. 运动前进行充分的热身：适当的热身能提高血液供氧和肌肉韧带的柔韧性，使关节得到充分的润滑，减少运动损伤。

3. 防过劳、防外伤：过量的负荷和外伤会导致软组织和关节的损伤，经常变换姿势、注意关节屈曲角度，尽量减少关节的负重和磨损。

4. 纠正不良姿势：长期跷二郎腿、穿高跟鞋、久坐都可能对关节造成损伤，纠正不良姿势对预防和缓解关节痛也有一定的帮助。

5. 热敷或温水浴：关节痛发作时，对疼痛部位进行热敷或温水浴，可以促进血液循环，从而缓解疼痛。

6.关节功能锻炼：关节痛缓解期有规律地进行关节功能的锻炼，可以扩大关节活动范围，促进功能恢复。如肩关节疼痛患者，进行梳头训练、爬墙训练、大鹏展翅等过顶运动；膝关节疼痛患者，进行空中蹬自行车、直腿抬高等运动。

第十四节　海训时被咬伤了怎么办

常见误区

误区一：被海蛇咬了，要用嘴吸掉伤口的毒液

错误。口腔中任何一个小伤口（溃疡或龋齿等），都可能使毒液进入体内。为了安全起见，任何时候都不建议用嘴吸毒液。

误区二：被海蛇咬后，可以冰敷、热敷、敷醋，或者用打火机、火柴烧灼伤口，防止中毒

错误。海蛇毒素对热和 pH 改变稳定，咬伤局部用冰块、热敷或醋都是无用的，用打火机或火柴烧灼伤口来破坏蛇毒也是无效的。

误区三：为预防贝类中毒，可以多煮一会儿

错误。贝类毒素是水溶性的，对热稳定，食用一般蒸、煮、烘、烤等方法烹饪的毒贝，不能避免中毒的危险，毒贝烹煮的汤汁也含有相当毒素。

小课堂

一、什么是海洋生物伤？

海洋生物伤包括海洋生物蜇、刺、咬伤和摄食有毒海洋生物中毒两种情况。和一般外伤比起来，海洋生物伤常伴有毒素、牙齿碎片和其他组织碎片，还有可能遇到海洋特有的分枝杆菌属、弧菌属细菌感染。所以，海洋生物伤的医学处理较一般日常生活伤更复杂。

二、海洋生物伤常见原因和表现有哪些？

我国海域辽阔，沿海海洋生物资源丰富，海军官兵在滩涂作业、登陆、抗登陆训练及生活保障过程中，必然会遇到各种有毒有害海洋生物，不可避免地会出现海洋生物伤。

1. 水母蜇伤：最常见的海洋生物伤。中毒程度因水母种类、刺伤部位和个体敏感性不同而异。蜇伤后立即有触电样刺痛感，后逐渐出现被蜇部位线状排列的红斑、丘疹，伴疼痛、痒感。中重度蜇伤后还可出现全身中毒症状，包括神经系统（头痛、冷热感、抽搐、麻痹、晕厥、休克）、循环系统（心律失常、心率减慢、低血压、心衰）、运动系统（弥漫性肌痛、关节痛、背痛、肌肉抽搐）、消化系统（恶心、呕吐、腹泻、咽下困难）、其他系统（眼球结膜水肿、结膜炎；过敏性肺水肿、过敏性休克、肾功能衰竭等）累及表现。

2.海蛇咬伤：海蛇均为毒蛇，毒性非常强烈。多数被咬伤者在最初只有皮肤被刺感觉，局部无任何疼痛、红肿，容易被忽视，通常在被咬伤后 0.5~1 小时出现神经毒症状（四肢沉重、全身无力、呼吸短促、四肢麻木、眼睑下垂，严重时呼吸困难、窒息）。3~6 小时后常出现肌肉毒症状（酱油色肌红蛋白尿、全身肌肉疼痛，并出现急性肾功能衰竭）。如不及时救治，多数患者在 2 天内死亡。

3.贝类中毒：夏季赤潮时贝类含毒量最高，赤潮中大量繁殖的有毒浮游生物通过贝体时，毒素被摄入、吸收、富集在体内，可引起麻痹性贝类中毒和腹泻性贝类中毒。麻痹性贝类中毒类似于河豚中毒，食贝后数分钟至半小时出现麻刺、烧灼感，从口腔、颜面部传布到全身，并出现自主动作困难、全身肌肉失调，严重时喉头紧缩、呼吸困难。病情在食贝后 2~12 小时达到高峰，12~24 小时后幸存者预后良好。但肌肉无力可持续数日至数周。腹泻性贝类中毒主要表现为频繁腹泻、腹痛、恶心、呕吐、发热，一般 3 天内好转，预后良好。

4.硬骨刺毒鱼类致伤：主要为鲉鱼类和鲉鱼类。鲉鱼类多为用手抓取时发生机械性创伤、毒液渗入皮肤、肌肉引起中毒，鲉鱼中毒通常因为涉水时脚踩在埋藏于沙中的鲉鱼背刺或捕捞时被鱼刺所伤。伤后立即产生戳刺、搏动和烫伤感，或剧烈的刀割样跳痛，并向周围扩散，伤口局部红肿热痛、青紫、组织坏死脱落、继发感染，严重者伴恶心、呕吐、大汗、呼吸困难、心跳加快等症状。

知识拓展

一、海洋生物伤后的急救处理

（一）水母蜇伤

1.局部处理：立即用海水或肥皂水冲洗蜇伤处，勿用淡水，因其易激发未发射出的刺丝囊。使用镊子等工具去除刺丝囊，以免毒素继续吸收和发射刺丝加重中毒致伤。救护者戴手套，以免自己被蜇伤。尽快用食醋或40% ～70%异丙醇浸泡或湿敷蜇伤部位，持续至少30分钟或疼痛消失为止。

2.全身治疗：低血压者注意补液治疗；呼吸困难者给予地西泮、吸氧或人工呼吸缓解症状，及时控制肺水肿；尿色异常、肾功能损伤患者给予利尿、透析支持；及时应用抗过敏药物及激素。

3.对症治疗：包括止痛剂、输液、抗生素、护理及营养等。皮肤过敏等后遗症可持续数月，如色素沉着、瘙痒和间歇性脱皮等。

（二）海蛇咬伤

1.排出毒液：切勿惊慌奔跑，以免加重蛇毒吸收。立即用海水冲洗伤口，有条件者用高锰酸钾溶液冲洗伤口，拔火罐或用注射器在咬伤局部负压吸引排出毒液。不能用刀具局部划开伤口再吸引，否则会促进毒素入血。

2. 减少毒液吸收：应用高压阻流技术一直到入院治疗为止，即用布条、纱布绷带或粗绳子在伤口上方做环形结扎，必要时在结扎部位填入垫物，保持合适压力和松紧度，以不影响肢体深度动静脉血流为宜。

3. 抗毒治疗：注射抗蛇毒素或抗蛇毒血清是当前最有效的急救治疗方法。如能明确是何种海蛇则疗效较佳，如不确定海蛇种类，可根据不同海域海蛇分布情况应用多价抗毒血清。

4. 蛇伤成药、中草药：上海蛇药、季德胜蛇药、祁门蛇药、福建蛇伤解毒片、广东蛇伤解毒片及注射液、七叶一枝花、半边莲等，对蛇咬伤有一定疗效。

5. 激素应用：早期、短期、大剂量冲击疗法，有抗炎、抗毒、抗过敏、抗休克作用，减轻全身中毒症状，降低死亡率。

6. 防治感染：海蛇口中含大量需氧菌及厌氧菌，需注意防治感染，可选用抗生素静滴、局部清创、注射破伤风抗毒素。

7. 对症支持治疗：海蛇咬伤中毒的死亡原因主要是呼吸衰竭和肾功能衰竭。当出现呼吸功能障碍时，需给予吸氧、肌注新斯的明、防治肺部感染、及时气管插管或气管切开进行人工辅助呼吸等支持治疗。出现肾功能衰竭时，碱化尿液、利尿、尽早血液透析，可有效增强治疗效果。

（三）贝类中毒

无特效解毒药，采用洗胃、补液、利尿等对症支持，辅以新斯的明恢复肌力、肾上腺素抗休克等治疗。麻痹性贝类中毒者，呼吸麻痹最为危险，吸氧并密切监测至少 24 小时，必要时立即人工呼吸、气管插管或呼吸机辅助呼吸。

（四）硬骨刺毒鱼类致伤

治疗主要包括清创、止痛、消除毒液影响和防治继发感染，尽早应用抗生素、抗破伤风制剂。

二、海洋生物中毒处理的一般原则

中毒的处理原则是维持呼吸、循环功能，排除未吸收的毒物，对已吸收的毒物进行促排、解毒。在一般情况下，以排出未吸收毒物、解毒为首要措施，并采取催吐、透析等方法促使已吸收毒物排出。若呼吸、循环功能出现严重障碍，危及生命时，当以维持呼吸、循环功能为主，同时尽快排出毒物，减少毒物吸收。

小贴士

日常如何预防海洋生物伤？

1. 水母蜇伤：水母蜇伤通常发生在干热的夏季，遇到水母时，绝不能用手直接抓或捞取。即使是死的水母或漂上海滩的水母碎片，只要其刺丝囊还处于湿润状态，也有可能刺伤人。

2.海蛇咬伤：海蛇常在海边浅水域活动，在冬季交配季节最具攻击性。海蛇在水中类似橡皮管等长条形棒状物，在海中潜水或在海边游泳、涉水时要提高警惕。遇到海蛇时，不可直接用手捉蛇，必须用夹子夹住海蛇头部，按住头部不动后再做处置。可能遭海蛇咬伤的场合要事先准备抗毒血清和蛇药。

3.贝类中毒：毒化的贝无法从感官鉴别。多数国家在中毒流行的局部海域规定每年 5~10 月份为贝毒检疫期。尽量避免在染毒季节（夏季）、有污染危险的海域捕食贝类，剔除高毒部分、弃去汤汁、用醋调整 pH，可增加贝类食用的安全性。

4.硬刺骨毒鱼类致伤：大多是在捕捞鱼虾、拾取贝螺类或其他涉水作业时遭刺伤而中毒的。因此，在海水作业前要做好这些鱼类特征的科普宣传，在捕捞抓取时最好使用镊子等工具。一般的橡皮手套、鞋子易遭刺破而致伤。

第三章　常见妇儿疾病

第一节　妇科疾病

一、成年女性月经间隔过短是什么原因？

正常女性的月经周期一般为 28 ~ 30 天，周期长短有个体差异性，但月经周期短于 21 天时应视为异常情况。月经周期短的原因主要有卵巢功能减退、黄体功能不全、子宫肌瘤等。卵巢功能减退时，例如卵巢功能早衰、雌性激素分泌减少，月经量减少，月经周期就会变短。黄体功能不全时，黄体期变短，月经周期也会变短。随着子宫肌瘤的增大，子宫内膜面积增加，会导致月经量增多、周围变短、月经持续时间延长等。高强度的体能训练、剧烈运动和精神高度紧张，都有可能引发生理、心理上的应激反应，使体内激素分泌异常，内分泌功能紊乱，也会出现月经周期不规律、经量减少或停经等。

二、月经总是两三个月才来一次，有问题吗？

如果月经隔月一次，超过 38 天，属于月经稀发。应该去医院检查可能的原因，如多囊卵巢综合征、卵巢功能早衰、甲状腺功能异常及其他内分泌疾病等。一般会建议在月经期的第 2～5 天去医院抽血查性激素六项，结合甲状腺功能等其他化验，初步判断可能的原因。

三、月经前和月经时腰痛得厉害怎么办？

月经期间身体会产生前列腺素以促进子宫收缩，与分娩类似，可引起疼痛，有的表现为腹痛，有的表现为腰痛，是正常现象。如果影响正常生活和工作就需要调整，可以对症吃止痛药、热敷（用加热垫或热水袋敷下腹部）。平时注意锻炼身体，多做一些健身运动，保证睡眠、营养、心情，可适当缓解疼痛。但有一些疾病，可明显加重痛经，最常见的是子宫内膜异位症等，即原本仅应生长于子宫内的组织长到了子宫以外，如卵巢、宫骶韧带等。如疼痛明显，建议去医院就诊完善检查，排查子宫内膜异位症。

四、体检发现白带清洁度Ⅲ度，是阴道炎吗？

不一定。阴道清洁度检查是很常见的一项妇科检查，Ⅰ～Ⅱ度是正常的，Ⅲ度以上往往提示阴道有炎症或菌群失调。但即使阴道清洁度Ⅲ度以上，也并不意味着就是阴道炎。

阴道炎的确诊不单看清洁度，还要看阴道的 pH，有没有霉菌、滴虫、细菌等，同时要结合临床症状，有没有外阴瘙痒、外阴炎症反应，白带的量是否正常、有没有异味等，去综合判断。所以，如果只是提示阴道清洁度 Ⅲ 度，没有其他改变，通常是不用治疗的，平时注意卫生，大多能自行调节。如有不适症状的，就需要对症治疗。

五、为什么会得阴道炎？

阴道炎是女性的常见病多发病。如长期用抗生素、经常用药物冲洗外阴阴道易引起阴道菌群失调，pH 改变，导致念珠菌性阴道炎。长期服用避孕药也容易患念珠菌性阴道炎。不洁性接触可能发生滴虫性阴道炎、细菌性阴道炎、衣原体感染。精神紧张、疲劳等压力下，免疫力降低，也会造成阴道炎反反复复。当感觉阴道不适、白带增多、有异味、外阴瘙痒时，应及时去医院检查确诊，对症用药。

六、婚后还有必要接种 HPV 疫苗吗？

HPV 是人乳头状瘤病毒的简称，目前在病毒学界已经鉴定出 228 种不同的型别。有的型别可以导致恶性肿瘤，被称为高危型 HPV，如高危型的 16 型和 18 型在我国宫颈癌的发病中占主要地位，也会导致外阴癌、阴茎癌等疾病的发生。有的则以引起皮肤黏膜的良性病变为主，称为低危型 HPV，主要导致外阴尖锐湿疣的发生。HPV 疫苗可以使人体产生针对 HPV 的抗体，抵御 HPV 感染，从而预防病毒持续感染引起的一系列疾病。HPV 疫苗在国内上市时间不长，很多女性没能在最适合的年龄及时接种。从医学角度，虽然婚后已经感染 HPV 的概率较高，但由于 HPV 的型别较多，如果未感染疫苗可覆盖到的其他类型病毒，仍建议接种。

七、预防宫颈癌，打了疫苗就万事大吉了吗？

HPV 疫苗并不能涵盖所有的 HPV 型别，涵盖了的类型也不能保证 100% 产生抗体，所以预防宫颈癌，除了接种 HPV 疫苗以外，还要结合定期的宫颈癌筛查。包括宫颈细胞学检查和 HPV 检测在内的宫颈癌筛查，能检出宫颈癌癌前病变和早期宫颈癌，早期治疗可以降低宫颈癌的发病率和死亡率。

八、妇科检查中的 HPV、TCT、分泌物检查都有什么作用？

HPV 检查是明确是否有人乳头状瘤病毒感染宫颈。TCT 是检查宫颈上皮细胞是否有病变，一般在宫颈的鳞柱交接部位取材，因为此处细胞经常发生变化，容易产生病变。目前我国实施宫颈癌的筛查，就是因为做宫颈的 HPV+TCT 检查相对方便，行妇科检查时就可以操作，准确率也高，是适合早期筛查的一种手段。

分泌物检查是女性白带常规检查，主要检查白带中是否有某种致病微生物，明确阴道炎、宫颈炎的致病原因，对症治疗。和 HPV、TCT 检查内容、取材都不一样。

九、什么情况下子宫肌瘤需要治疗？

子宫肌瘤是非常常见的，育龄期女性发病率为 30% 左右，可能和遗传、环境因素、激素和某些生长因子等有关。大多数子宫肌瘤都比较小，没有任何症状，也不太可能进展为恶性子宫肉瘤，不需要任何干预，定期检查即可。部分子宫肌瘤长得比较大，或者位置不太好、数量比较多时，会出现经量过多、经期延长、盆腔压迫症状或影响生育等情况。如果药物保守治疗效果不佳，或有生育要求，则需要考虑手术治疗，包括肌瘤切除及子宫切除。此外，子宫动脉栓塞术、宫腔镜子宫内膜切除术、肌瘤射频消融术等都是可供选择的治疗子宫肌瘤的方式。具体治疗方式的选择，需要专科医生根据瘤体的位置、大小、年龄及生育要求等因素综合决定。

十、多囊卵巢综合征要怎么调理？

多囊卵巢综合征以对症治疗为主，如月经不规律者调整月经周期，有生育计划不排卵者促排卵。并且需长期的健康管理，如控制体重达标，选择低热量、低糖、高纤维饮食，戒烟酒，坚持运动，增加胰岛素敏感性，预防糖尿病。有高雄激素表现的患者，要连续服用抗雄激素药物，抑制高水平雄激素的合成，同时改善高雄激素的临床表现。远期目标预防糖尿病、心血管疾病，保护子宫内膜、预防子宫内膜癌。

十一、超声检查总是发现有盆腔积液怎么办？

盆腔积液分为生理性和病理性。正常人腹腔内有少许液体，便于润滑肠管间蠕动，防止粘连。月经期、排卵期也有一些液体排出到盆腹腔，这些液体积聚在盆腔最低点，就是生理性盆腔积液，少于 3 厘米，没有发烧、腹痛、阴道流脓性分泌物等不适症状，不用处理。病理性盆腔积液有以上不适症状，多见于盆腔炎症性疾病、化脓性阑尾炎穿孔、宫外孕等，必须立即治疗。

十二、更年期综合征怎么治疗？

更年期综合征多伴有睡眠质量变差、情绪改变、潮热盗汗等血管舒张功能障碍，同时面临着骨质疏松等风险增加。建议规律生活，适当体育锻炼，补钙，定期体检，必要时排除性激素替代的禁忌证后予以性激素替代治疗，达到平稳过渡、对症治疗的目标。

第二节　儿科疾病

一、孩子发烧为什么要查血常规？

发热是儿童最常见的症状，但要确定发热的具体原因并不容易，尤其在早期区别是细菌还是病毒感染。血常规快速易行，价格低廉，几乎所有的医疗机构都可以开展，因此被广泛使用。血常规用于判断感染性质，主要是看白细胞计数（WBC）和中性粒细胞计数，同时需要结合孩子的年龄、接种史、病史、查体以及其他感染指标来综合判断分析。在我国，流感嗜血杆菌和肺炎球菌是儿童发热的重要病原体，细菌导致的儿童发热比例较高，血常规鉴别细菌感染的参考意义更大。

二、孩子发烧的时候可以用酒精擦身降温吗？

发热是因为身体里致热原导致大脑里的体温中枢调高了体温。因此要退烧，根本在于体温中枢不再收到升温信号，比如感染好转致热原被消除，或者退烧药中断了信号的传递，体温就会恢复正常。酒精擦身的本质是通过增加散热来降低体温，并不能达到持久降温的效果，而且儿童因为皮肤薄，容易吸收酒精，再加上儿童神经发育不完全，酒精可影响其神经发育，大面积酒精擦浴婴幼儿还可能导致酒精中毒，所以不能使用。

三、孩子发烧一定要吃退烧药、物理降温吗？

发热一方面可以降低入侵病原体的活性，另一方面可以增强免疫系统活性。因此，发热是人体应对感染的一种正常保护反应，应对发烧也不是以退烧为目的，而是让孩子尽量舒服。温水擦浴等物理降温即便带走一些热量，短期内体温降低一点，但体温中枢温度设定点并没有下调，身体会靠更高的代谢、更多的寒战来升温。而退热药除了能长效退热，还有止痛效果，可以同时缓解发热带来的头痛、肌肉酸痛等不适，可以提高孩子的舒适度。因此，所有的权威医学机构都推荐使用退热药对乙酰氨基酚和布洛芬进行退烧，反复发热时可交替使用两种药物。

各国的新版儿童发热指南都建议，对于没有其他基础疾病的孩子，不再要求以38.5℃为退烧的界限。发烧时，如果孩子依然能活蹦乱跳或者安静睡觉，即便烧到39℃，也不用马上吃退烧药。相反，如果孩子体温到了38℃就感觉精神萎靡，也可以提前用药退烧。

需要注意的是，在孩子体温上升阶段，孩子畏寒、寒战可以给孩子适当保暖，但不等于可以给孩子捂汗。出汗是人体启动散热机制的表现，捂汗会让热量无法散发，导致超高热、中暑等危险，尤其是婴幼儿。

四、孩子咳得难受，要吃止咳药吗？

止咳药只是一种缓解症状的药物，治标不治本。而且咳嗽也是机体的一种保护反射，可以帮助清除呼吸道内分泌物及异物，完全抑制这种保护反射，痰液积聚在气道内不能排出，反而影响病情的恢复。部分中枢性止咳药还可能抑制呼吸，并具有成瘾性，因此婴幼儿并不建议使用止咳药。对于 4 岁以上的孩子，呼吸抑制的风险比较小，如果频繁剧烈的干咳严重影响睡眠和生活，可以在医生的指导下使用一些止咳药。

五、孩子感冒病愈后，咳嗽多长时间能够好转？

感冒后咳嗽的时间一般跟感染的病毒类型和个人体质有关，大部分 1~2 周能好转，有些感染后咳嗽需要 6~8 周才能完全康复。但是如果咳嗽时间比较久，超过 4 周，就属于慢性咳嗽，需要找找有没有变异性哮喘、鼻炎、鼻窦炎等别的原因。

六、孩子咳嗽的时候怎么护理比较好？

保持室内空气清新，注意厨房油烟排出，避免家人室内抽烟，减少对呼吸道的刺激。如果孩子鼻涕较多，可以用生理盐水或海盐水滴入鼻腔再吸出。观察孩子的呼吸、食量和精神状态，如有异常及时就诊。

七、孩子总是流鼻涕，要紧吗？

流鼻涕是感冒的一个常见症状，因为病毒感染对细胞造成损伤，产生炎症反应，会导致鼻涕分泌增多，这有利于病毒及坏死细胞组织的清除。但如果感冒后一直流鼻涕，比如超过了10天症状仍无改善，或者好了之后又再次出现甚至加重，则需要考虑有无合并细菌性鼻窦炎等其他原因。如果没有感冒的时候也总是流鼻涕，除了上面说的细菌性鼻窦炎外，还需要考虑过敏性鼻炎、鼻腔异物、息肉等炎症或刺激因素导致的鼻涕分泌增多，这些也需要医生检查评估再制订针对性的治疗方案。

八、孩子突然上吐下泻，医生说是轮状病毒感染，家长需要怎么护理才更好呢？

病毒性肠炎是小儿感染性胃肠炎中最常见的原因，其中轮状病毒性肠炎在3岁以下婴幼儿最常见。疾病初期通常出现发热，一般不超过3天；初期呕吐明显，病程1~2天后发热、呕吐逐渐缓解，腹泻愈加明显，1~2周后自愈。轮状病毒性肠炎没有特效药，只能加强支持治疗等待自愈。

因为呕吐、腹泻和发热会造成孩子短时间大量丢失水分和电解质，所以保证孩子不脱水是最主要的目标，同时要维持电解质和营养的平衡。要注意观察：尿量是否明显减少、嘴唇是否干燥、孩子哭的时候有没有眼泪、精神状态好不好等。如没有以上异常表现，可在家少量频繁口服补液盐，一袋一次兑完，没喝完的密封好冰箱存放，24 小时内可以隔水加热至温热后再喝。喂养方面，不要添加新辅食，之前吃过没有问题的辅食大都可以保持。不要吃火龙果、梨、西瓜、西梅，避免高糖、高油脂的饮食。

如果是母乳喂养或配方奶喂养，都可以继续，可以增加喂养次数，只要孩子能够耐受。当孩子有脱水风险时，退烧药首选对乙酰氨基酚。

如有脱水相关异常表现，说明口服补液补不上来，建议及时就诊，必要时需要输液来帮忙。

九、孩子为什么长荨麻疹？要吃药和忌口吗？

荨麻疹是多发病和常见病，皮损主要是红斑、风团，可以迅速消退，反复发作，一般单个皮损持续时间不会超过 24 小时。荨麻疹的发病原因复杂，过敏、感染、物理因素、冷热变化、摩擦压力都可以导致，不过大多数人都很难一下子明确具体病因，需要长期观察排查。

荨麻疹即使不用药，大多数都可以逐渐自行缓解。也可以服用西替利嗪对症治疗，它能缓解孩子的瘙痒不适，减少皮疹的发作次数和持续时间，且副作用不大，比较安全。

儿童荨麻疹大部分和食物过敏没有关系，平常在吃的食物都可以正常食用。如果平常就过敏，或者新添加的，担心孩子有过敏可能的食物，可以暂时回避，等荨麻疹好了以后再尝试，如果每次吃了某种食物，都会出现荨麻疹的发作，就要考虑是对这种食物过敏，需要忌食，如果只是一次，可能只是巧合，不需要盲目忌口。

十、孩子身上的痣越长越大，要不要点掉呢？

痣的学名叫色素痣。正常情况下，黑色素细胞均匀分布在我们的皮肤中，当黑色素细胞大量聚集就会形成不同类型的痣。大多数情况下色素痣并无危害，但如果反复刺激，如手抠、摩擦、点痣等，可能会诱发恶变。当身上的痣满足以下5点，需及时就医，最好手术切除：①外观呈现不对称性；②边界不清；③颜色加深或不均匀；④直径大于6毫米；⑤近期进展隆起或凸出。而对于一些没有明显变化，且没有恶变风险的色素痣，可采用非手术方法如激光祛痣。药水腐蚀祛痣，刺激性较大，且掌握不好深浅，太浅无法根除痣，太深则容易留疤，故不建议自行使用。

十一、孩子最近总是晚上感觉两腿痛，是怎么一回事？

生长痛是一种儿童常见的夜间疼痛，10%～20%的儿童会遇到，而且持续一段时间后会自行消失，不会对孩子造成其他影响。生长痛具有不请自来、不动却疼、不治而愈三个特点。

疼痛明显时，可以对疼痛的部位进行按摩、拉伸或者热敷来缓解疼痛。生长痛一般是出现在双腿的肌肉痛，不影响活动，如只有一条腿疼痛，或出现了活动受限，需要及时就医排除其他病因。

十二、孩子比同龄人矮，可以去打生长激素针吗？

一个人的身高取决于遗传、营养及内分泌等因素对生长速度的调节。孩子是不是真的矮，不能通过目测对比，需要记录身高生长曲线后由儿童内分泌专科医生评估。对于生长激素缺乏症导致身材矮小的儿童，可以使用生长激素进行治疗，其有效性和安全性已得到较广泛的验证。如果没有生长激素缺乏症，加强营养和运动也可以尽量挖掘身高增长的潜力。

十三、孩子牙齿有点"地包天"，换好牙再纠正可以吗？

儿童牙齿地包天会影响面部颌骨发育，进而影响宝宝的脸型发育。地包天的趋势一般会随着生长发育逐渐加重，换牙后长好的可能性也比较小。所以乳牙地包天的最佳矫正年龄是3~5岁，越早矫正对脸型的影响越小。建议乳牙全部萌出后到专科就诊，牙医会对孩子的咬合关系进行检查，如果确定是"地包天"，就需要戴用矫治器，只要孩子能配合，越早治疗越好。

十四、孩子摔倒磕到门牙了，有点松动，可以自己长好吗？

如果轻微松动，限制孩子用外伤牙咬东西，有门牙自己再长结实的可能性。如果孩子太小不好限制，或牙齿松动较重，或牙齿磕掉一块，建议去医院对松动牙做固定，并检查外伤牙的牙髓活性、有无伤及恒牙胚。如外伤后牙根尖血管及牙髓受损，慢慢牙髓发炎坏死后，血管破裂，血液进入牙本质小管中，会出现牙齿变色，有可能需要进行根管治疗，以保护外伤牙，坚持到换牙。

十五、孩子近视了，怎样让度数增加得慢一点？

众所周知，除了正确用眼之外，多接触阳光有助于预防近视发生。新的研究发现，即使近视已经发生，多做户外活动仍然比缺乏户外活动更能缓解近视发展。治疗方面，目前缓解近视加深最具有充足证据支持的方法有角膜塑形镜和低浓度阿托品眼药水。哺光仪、新型多焦距镜片（DIMS）也逐渐在近视控制的科研领域崭露头角，但还需进一步的长期安全性研究证实。

普通的矫正近视的镜片不具有控制近视发展的效果，只是单纯矫正视力。市面上传统的多焦距镜片对于缓解近视的发展作用也非常有限。建议专科就诊制订治疗方案。

十六、孩子多大做包皮手术合适？

没有病理性因素的情况下，包皮手术没有严格的年龄限制，不同的年龄有不同的好处和问题。新生儿期就做，可以降低孩子出现泌尿系感染的风险，没有心理恐惧感，对麻醉的要求也低，局麻就可以完成；但大部分孩子一生可能都不会遇到泌尿系感染这些问题，所以预防性手术获益不大。幼儿期做，经历了几年的观察，可以更好地评估孩子泌尿系感染或包皮龟头炎的风险，这个时候的选择会更准确，孩子的受益也相对更大；但幼儿期孩子很难配合局麻手术，通常需要全麻。青少年期做，孩子基本可以配合局麻进行手术；但这个年龄孩子的生理性勃起可能更频繁，手术后的疼痛、出血会更多一些。

总体来说，包皮手术是一个常规手术，在健康上的收益风险比不高，手术时机产生的影响也很小，所以手术年龄并不是大问题，可以根据家长自己的意愿、孩子的状况来决定。

第四章　就医注意事项

第一节　检验标本留取

一、为什么抽血化验要空腹？

进食后，由于消化系统的消化与吸收，血液中的生化成分，如糖、蛋白质、脂类与各种无机离子等会出现暂时性变化，不能反映机体的真实情况，因而也无法获得准确的临床判断。

抽血化验前一天不吃过于油腻、高蛋白食物，避免饮酒，晚 8 点后最好禁食，有助于提高化验准确性。

二、尿常规留取有什么讲究吗？为什么医生说我的尿检结果被污染了？

尿液检查最好留晨尿，即早晨起床后的第一次小便。因为夜间睡眠期间饮水量少，尿液浓缩，且没有受到运动、饮食影响，容易发现问题。其他时间段的随机尿，特别是大量饮水后的尿液，被稀释后容易出现指标的假阴性，造成漏检。

需行尿液检查时，可以先在门诊开具化验单，付好费后，到送检标本处拿取尿杯、尿管后返家。择日留取晨尿，最好是中段尿，即排尿中途再把尿杯接上去，这样可以防止尿道口的细菌被冲入尿杯，造成尿液标本的污染。标本留好后最好在2小时内送检，避免尿液变质，造成结果不准确。

女性患者留尿时注意避开月经期。进行中段尿培养化验的患者，留尿前需清洗外阴，防止杂菌生成。

三、医生建议我进行24小时尿蛋白定量检查，怎么留取24小时尿液呢？

准备带有刻度的容器（医院领取或医疗用品商店购买），弃去当天晨起的第一次小便，后续所有的小便都收集在此容器内，直到第二天晨起的第一次小便。留尿当天尽量不要外出，正常饮食饮水。如果在这24小时之内解大便，先解小便收集，然后解大便。少量尿液亦不要遗漏。

送检前先读取尿液总量，然后混匀尿液，取10毫升左右送化验。如担心自己操作不规范，可将24小时尿液都带去医院送检。

四、粪常规怎么留取大便标本？

检查前不要大吃大喝，不要吃血液制品和辛辣刺激食品。

用木片或采样勺采取粪便，蚕豆大小即可，将取出的粪便装入留取标本的盒子内，送检时间一般不超过 2 小时，否则影响检查结果。

若粪便出现脓血时，将脓血的部分采取。水样的粪便需要用容器留送。在检查肠道中是否有寄生虫时，应在粪便各个部位都少量取一些。

五、痰液标本如何留取？

晨痰为佳，用冷开水漱口，深吸气后用力咳出呼吸道深部痰液，标本量不少于 1 毫升。避免将唾液、漱口水、鼻涕等混入痰中。

第二节　就诊前后注意事项

一、去医院看病挂什么号？

公立医院一般设有急诊、发热门诊、普通门诊、专家门诊、特需门诊，有些医院还会设置特色门诊、专病门诊、联合门诊等。

急诊 24 小时开放，由急诊科、内科、外科、专科医生协同诊治，擅长处理急重症，如突发的大出血、外伤、烧伤以及胸痛、腹痛或头痛、昏迷等，直接至急诊挂号就诊。发热门诊也是 24 小时开放，接诊有发热症状的患者。门诊由内科、外科、专科医生出诊，开放时间有限制，接诊各类急、慢性疾病患者，建议提前预约就诊。

二、医院人太多了，怎样才能不耽误时间？

时间充裕的话，提前通过网络或电话了解清楚目的医疗机构的情况，做好预约和相关准备，熟悉医院布局和相关流程，尽可能减少就诊的时间。

就诊前大致了解就诊科室，比如咽痛看耳鼻喉科、皮肤发炎看皮肤科等。不确定就诊科室时，可至医院预检台询问。

首次就诊主要是询问病史、开具相关检验检查，挂普通门诊就可以。待结果出来以后可根据需要挂专家门诊或特需门诊，制订诊疗方案。

三、见到医生就紧张，不知道要说什么怎么办？

面诊前最好自己回顾、总结病情及提问，诉说病情要言简意赅抓重点，让医生能尽快清楚地了解病情。

1. 出现的时间、症状：什么时候开始不舒服或发现异常的？出现了哪些症状？做了哪些检查？还有哪里不舒服？

2. 病史、服药情况：这期间进行过哪些治疗？服用了什么药物？反应如何？

3.后续注意事项：应该注意什么？可能会出现哪些药物反应？下次何时复诊？

四、在老家医院做的化验检查都要带去给医生看吗？

既往的就诊资料有助于医生对病情的观察，越全越好。建议带好之前在其他医院看病的所有资料，或既往的体检报告，按照时间的先后顺序整理、装订好。电子版资料可提前截图，避免临时查找打不开。资料较多时，可手绘或使用 Excel 表格等工具进行归纳总结。

五、不想占用上班时间看病，可以下班后去看急诊吗？

急诊擅长处理急重症，能第一时间控制病情发展，抢救生命。一般来说，不建议在急诊看普通疾病，虽然急诊也会根据当时科室情况尽量满足患者的就诊需求，但医生通常会首先处理危急重症患者的病情，患者有时会需要等候较长时间。此外，门诊和急诊的药物开方也不一样。有些常规的门诊用药在急诊药房是没有的，急诊药房的用药不能完全满足患者的普通疾病需求，且处方量也小于门诊处方量。

六、为什么换了医院，有些检查还要重做？

就诊时，虽然有些患者带来了上家医院的影像学检查报告，但没有具体的片子，是不足以让医生做出判断的，医生需要自己进行片子判读，才能够准确制订治疗计划。还有一些化验检查项目隔了一段时间，其具体数值可能又会有新的变化，患者的用药情况也会影响检查项目的结果，所以有时需要重做。这也是帮助医生准确判断病情的基本原则。

七、准备去看病，衣着打扮有什么讲究吗？

尽量穿宽松、方便穿脱的衣物，不要穿袖口过小、过紧的衣服，避免抽血时衣袖卷不上来或抽血后衣袖过紧。需要做乳腺检查的话，不建议穿连衣裙或连体衣。胸部 CT 检查前需脱去含金属挂钩、装饰的内衣及上衣。磁共振检查不能携带含金属制品如首饰、手表、眼镜、手机、磁卡、打火机等，佩戴口罩的话需要将口罩上的金属条抽掉。可携带大容量背包，便于放置就诊资料、证件、脱下的衣物等各种物品。

就诊时不化妆，化妆会掩盖皮肤充血、水肿、苍白等反应病程的表现。眼科检查不带隐形眼镜。

八、家里的药吃完了，只是去配药的话，也要挂号排队吗？

对于慢性疾病患者，需定期挂号配药。挂号后，个人信息才会进入医生工作站，缴费拿药才不会出错。有些医院为方便配药患者，开设有专门的便民门诊，可以减少配药时间。也可至家附近的社区医院，就诊患者比三甲医院少很多，花费时间也能相应减少。配药时，记住药物的准确名称，剪下药盒上药名部分，或者拍好药物包装照片，有助于快速无误地拿到需要的药物。

慢性疾病患者，药物治疗方案也是需要定期调整的，切忌只吃药不复查。配药的同时，记得定期开具化验检查进行复查，以防病情进展仍不知情。

九、可以借用家人或同事的就诊卡看病吗？

一定要如实向医生告知病情，不能用别人的就诊卡和病历本。这样不利于医生了解病情，因为不同年龄、不同职业，可能考虑的疾病的种类和病因会有差异，隐瞒真实情况，会影响医生的快速判断，延误诊断。

十、网上看病靠谱吗？

近年来，互联网医疗得到了极大发展，不少公立医院都开放了互联网平台。基础的日常健康咨询、慢病管理、简单的病症和突发疾病的紧急指导都可以在网上进行问诊，还可以用医保卡挂号配药、快递到家。可以搜索公立三甲医院微信公众号，选择互联网医院，进行挂号、配药、问诊等操作。

十一、妇科就诊前后需要注意什么？

妇科检查需要保证阴道环境的稳定、菌群的平衡，所以妇科检查前3天内禁止夫妻生活，并避开月经期。月经干净后3~7天最佳，这时候检查结果最准确。但如果平时身体出现一些异常症状（如不正常阴道出血、分泌物异常、下腹部/腰背部疼痛等），就不需要考虑经期了，可以随时去医院检查。

如果需要做腹部妇科超声检查，要提前喝水憋尿，保持膀胱充盈，才能更好地观察到子宫和卵巢的情况。阴道超声检查与子宫距离近，成像更清晰，结果也更准确，且不需要憋尿。阴道超声检查前、妇科检查前注意排净尿液。

女性在进行妇科检查之前，可以稍微清洗一下外阴，但是不要用清洗阴道的用品清洗阴道，以免过度清洗，影响测量结果。检查时不要有心理负担，尽量配合医生，身体越放松，不适感就越小。

有些人妇科检查之后（特别是做完 TCT 和 HPV 检查时），可能会有阴道出血。如果出血量不多，是正常现象，不需要处理。但如果出血量大、持续时间长，就要及时和医生沟通或到医院就诊。